あの人はどうして「若く見える」のか

HMd METHOD
PERFECT BOOK

HMd代表
八藤浩志

あの人が若く見える8つの理由

1
色気
誰のためでもない、自分が楽しむための色気

2
メイク＆スキンケア
赤を味方に付けて、血色と奥行きを仕込む

3
インナービューティ食
タンパク質の見直しとレバーケアが見た目に直結

4
ヘアケア
ドライなツヤをまとった豊潤な「ふくよか髪」

5
フェイスライン
たるみと無縁の最上のスマイルラインを手に入れる

6
骨格診断ファッション
流行よりも、「似合う」を追求すると若返る

7
体幹力
血流や代謝がアップする「若い体」をつくる

8
若返り思考
日々の何気ないルーティンが時間を止めてくれる

「若作り」じゃなく、「若返る」。

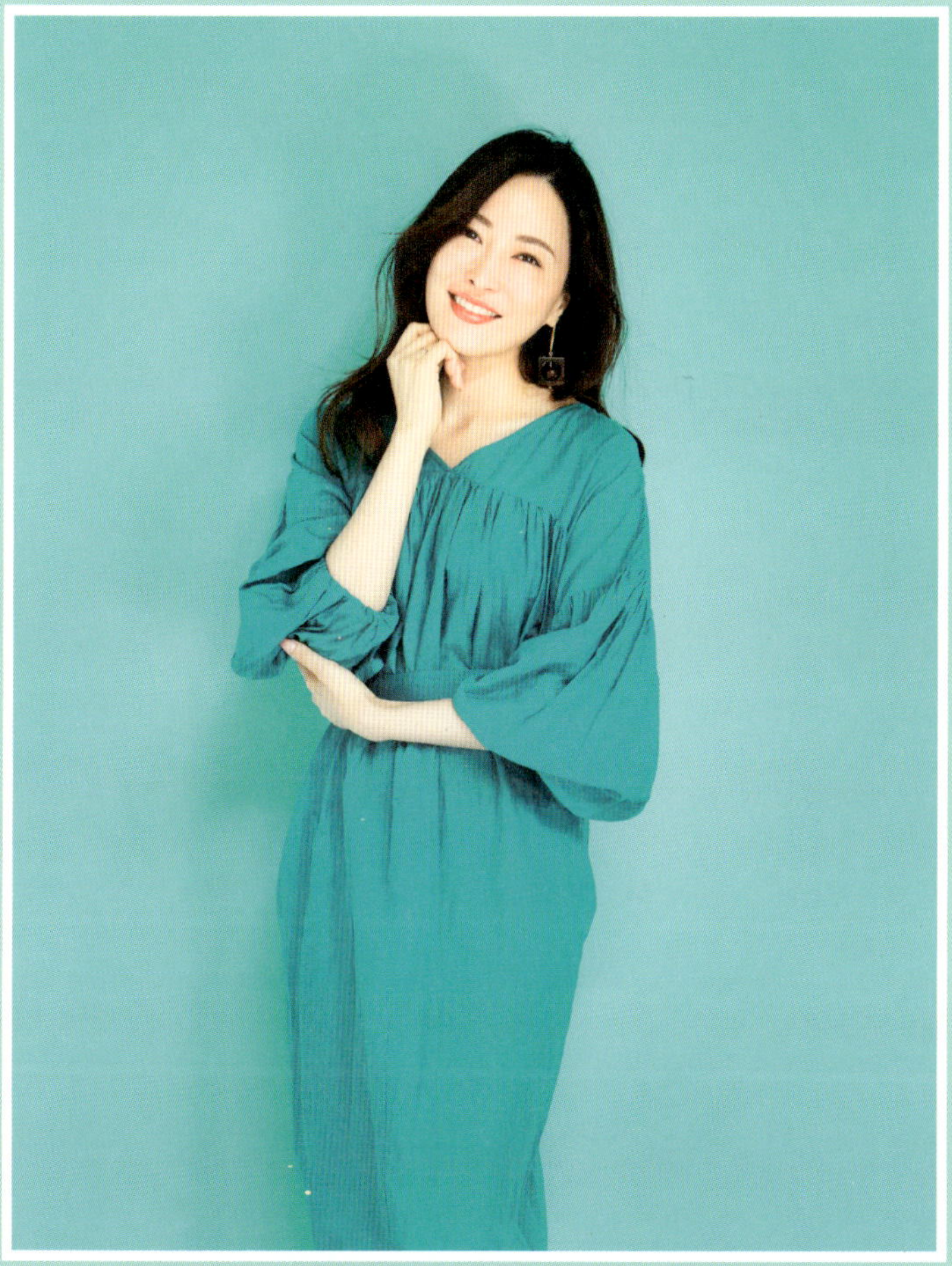

思考はそのまま、見た目だけ若返ると
人生は二度おいしい。

はじめに

ここ数年は、空前の美容・健康ブーム。巷には素晴らしいトレーナーやセラピストの方々が数多くいますし、魅力的なメニューを打ち出すサロンもたくさんあります。テレビでも健康番組を見かけない日はなく、書店に行けばさまざまな美容健康本の宝庫。どれも最強ツールに思えるくらいすばらしいものばかりです。

ところが、聞こえてくるのは、

「せっかく8kg痩せたのに、リバウンドして今度は10kg太ってしまった」

「いろいろ道具も買いそろえたのに、今やホコリを被って部屋の片隅に」

「何をやっても続かなくて……」

実は、こうしたお悩みは、20年以上前から、何も変わっていません。

美と健康に取り組むための最高の環境は目の前にある。それなのに思ったような結果に至らないのであれば、それは取り組む側の問題なのではないだろうか――。

その問題に切り込んだのが、私たちHMdです。私たちがお伝えしたいのは、「決して諦めないでください」ということ。なぜなら、人間の能力や可能性は無限大という事実を、私たちが実践を通して知っているからです。物事に取り組む姿勢・思考を身につければ、美や健康のための習慣を続けていけますし、一生、リバウンドとも無縁になります。いわば、誰もが結果を出し続けるための土台作りをお手伝いしているのが私たち。「4カ月34万円でも通う価値」はここにあります。

代表である私、八藤が大病を患ったことをきっかけに、あらゆる健康・美容法を自ら実験台になって試し、作り上げたこのメソッド。自分の年齢は「永遠に38歳」と決めてから、私自身もずっと実践しています。そう聞くと難しいのでは？　と心配されるかもしれませんが、方法はとてもシンプル。まずは、「自分をいたわる」スイッチをオンにすることから始めましょう。

ＨＭｄメソッドを学ぶことで、誰もが、気づけば自分の見た目や体のことをごくごく自然に考え、自身をいたわり、健康であることを気持ちよく思える、現代の生活においてもっとも基本的かつ必要なスキルを手に入れることが出来ます。本書を読んでいただければ、このシンプルメソッドがいつのまにかあなたの思考に埋め込まれますから、あとは、楽しみながら実践するのみ。

さあ、あなたも、「究極の若返り思考」を手に入れてください。

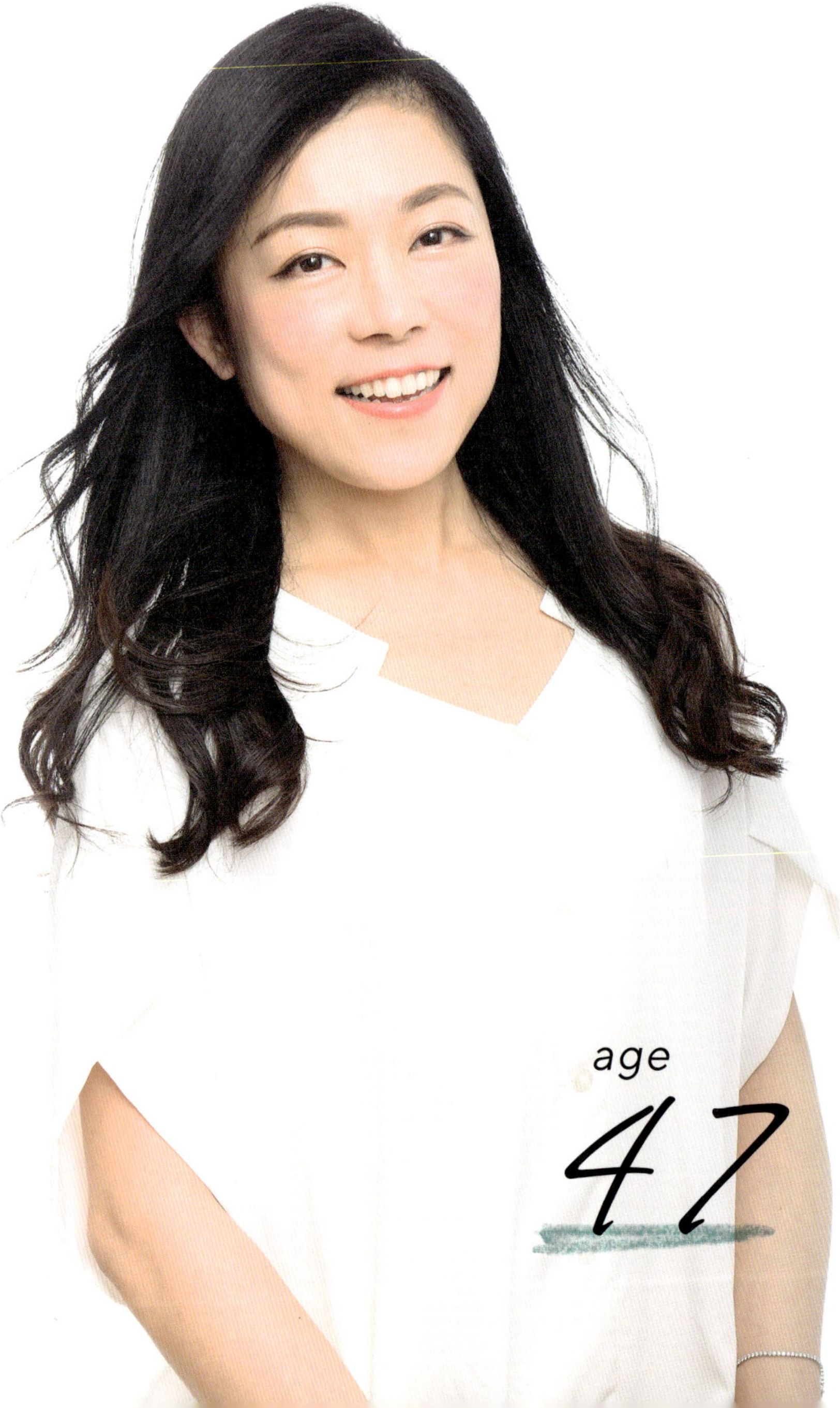
age
47

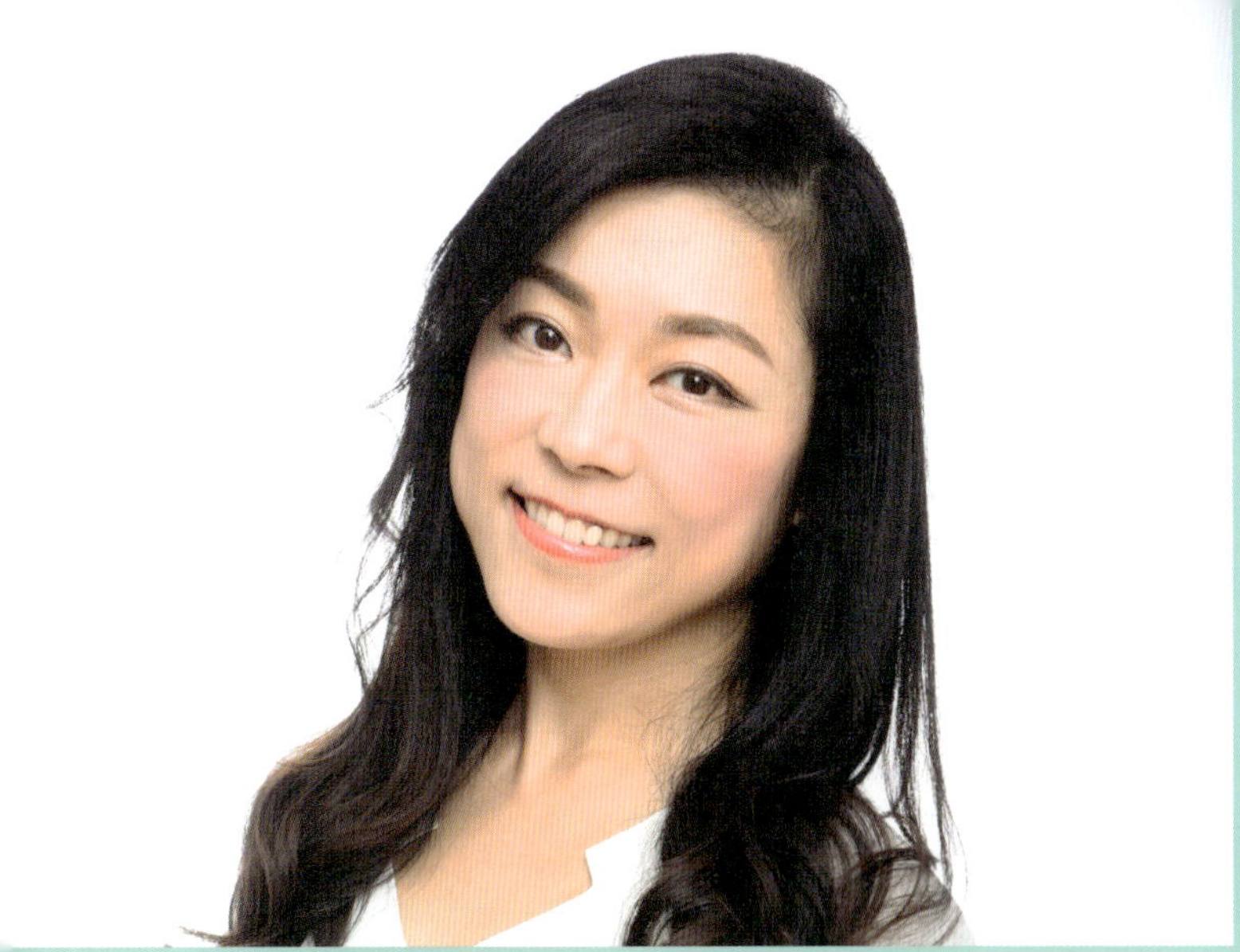

なぜ、私が若返りたかったか

かつては宝塚の舞台に立っていましたが、退団後は「美」へのモチベーションを失いかけていました。ですがＨＭｄとの出会いが若い頃のルーティンを取り戻すきっかけに。以前の仲間と再会して「昔よりきれい！」の言葉が嬉しかったです。

before

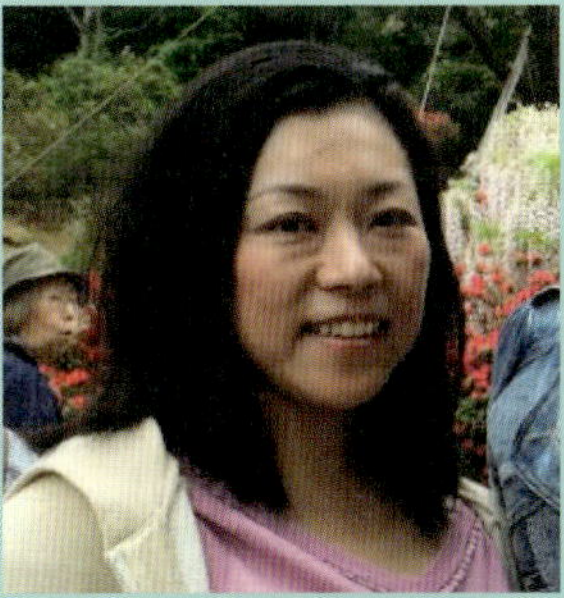

4年前、友人たちとの旅行にて

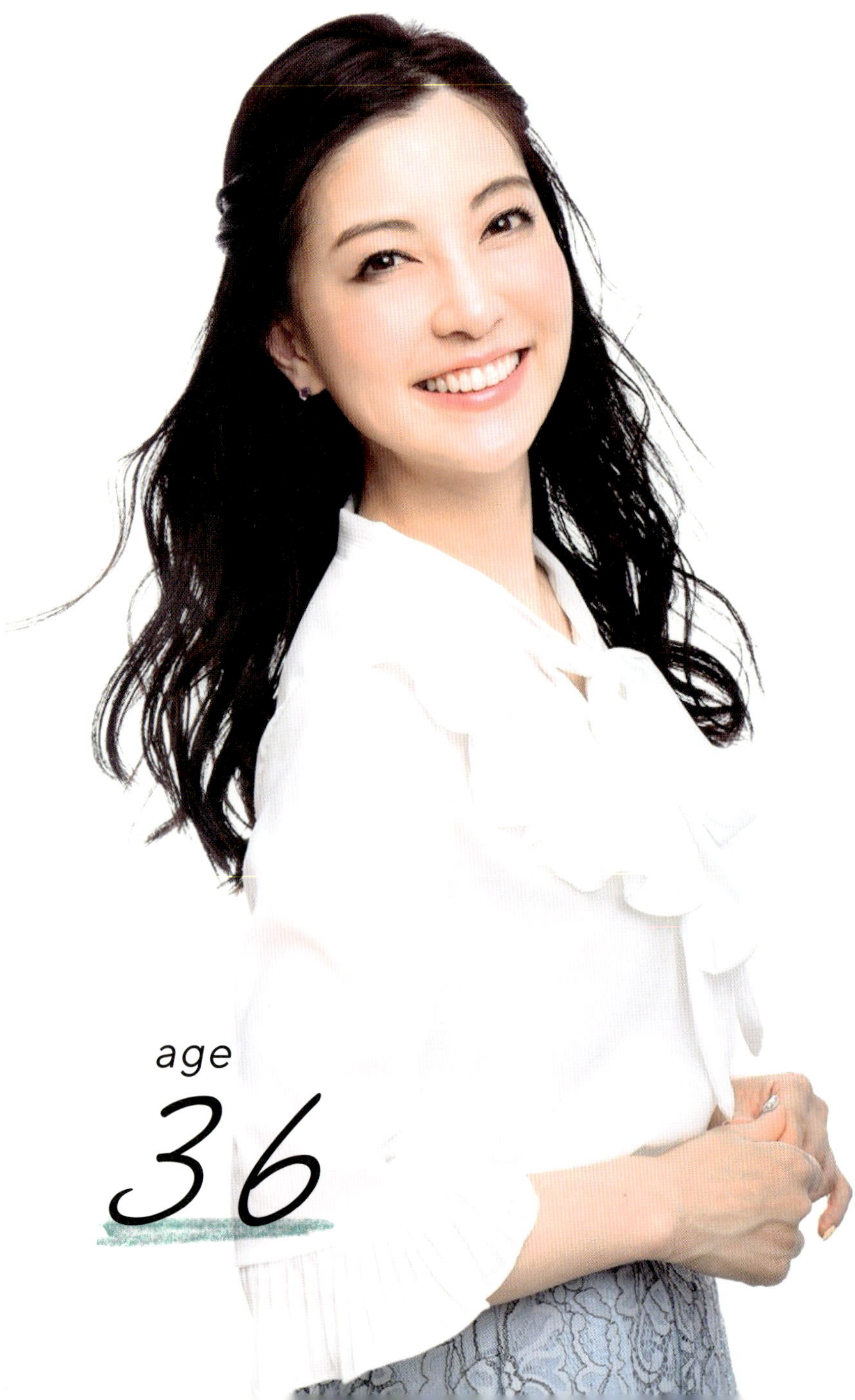
age
36

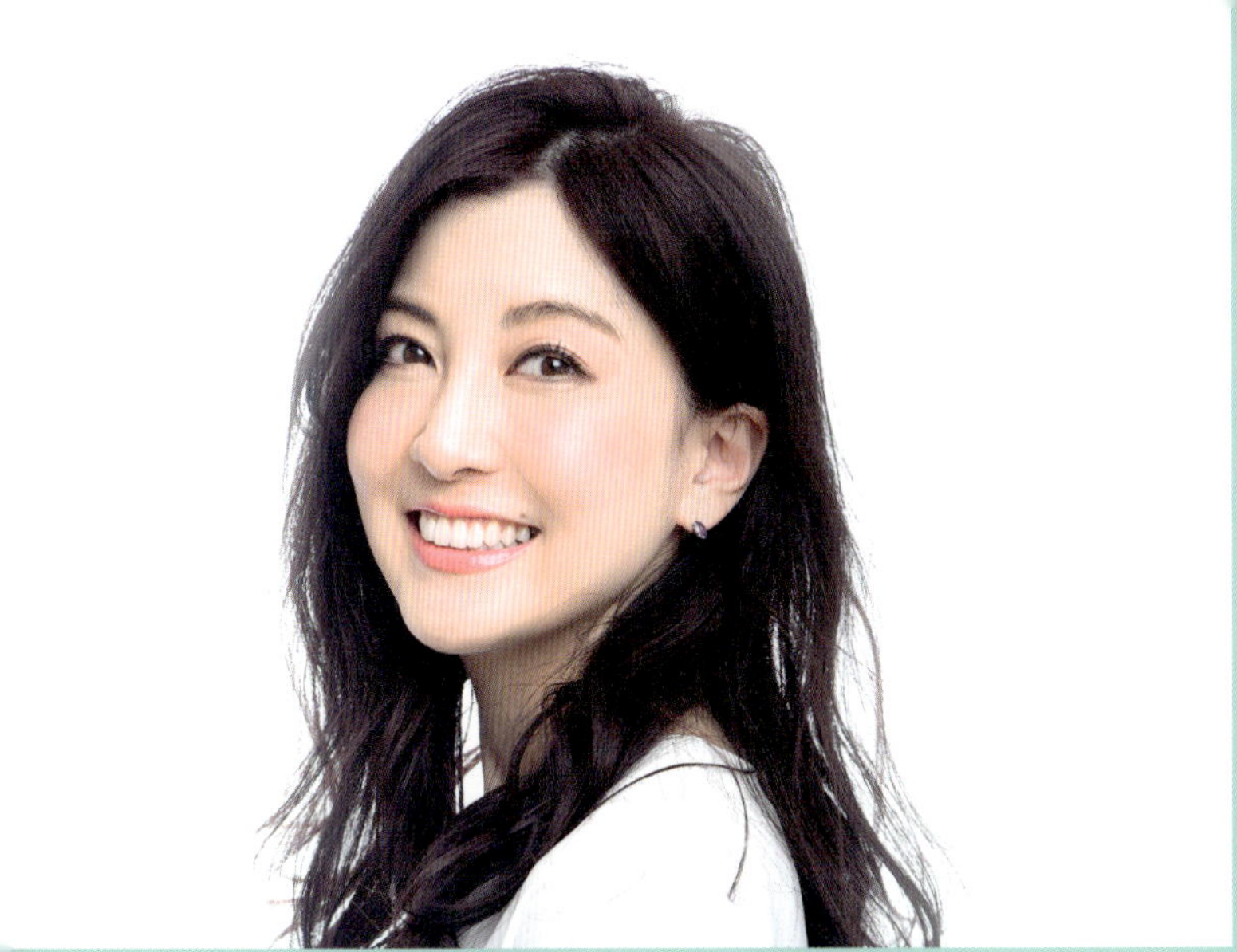

なぜ、私が若返りたかったか

10代の頃からメディアの仕事をしていましたが、年齢と共に太って見えるようになりました。悩み解決のため美容と健康の資格を取得する中でHMdに出会いました。「見た目年齢」が若くなると日々ポジティブに過ごせると実感中です。

before

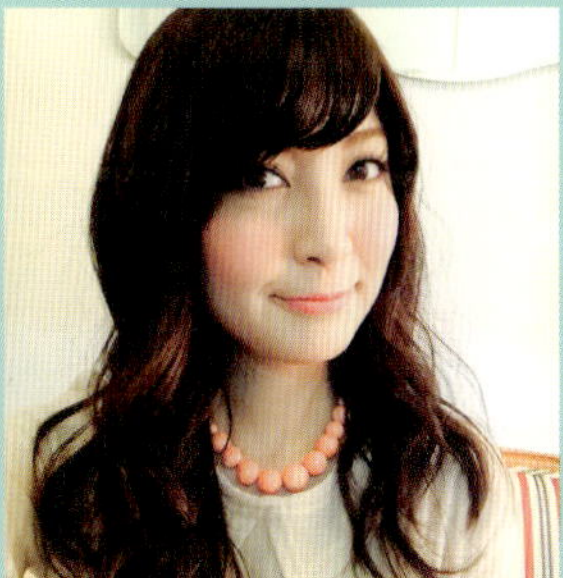

4年前のCM撮影時

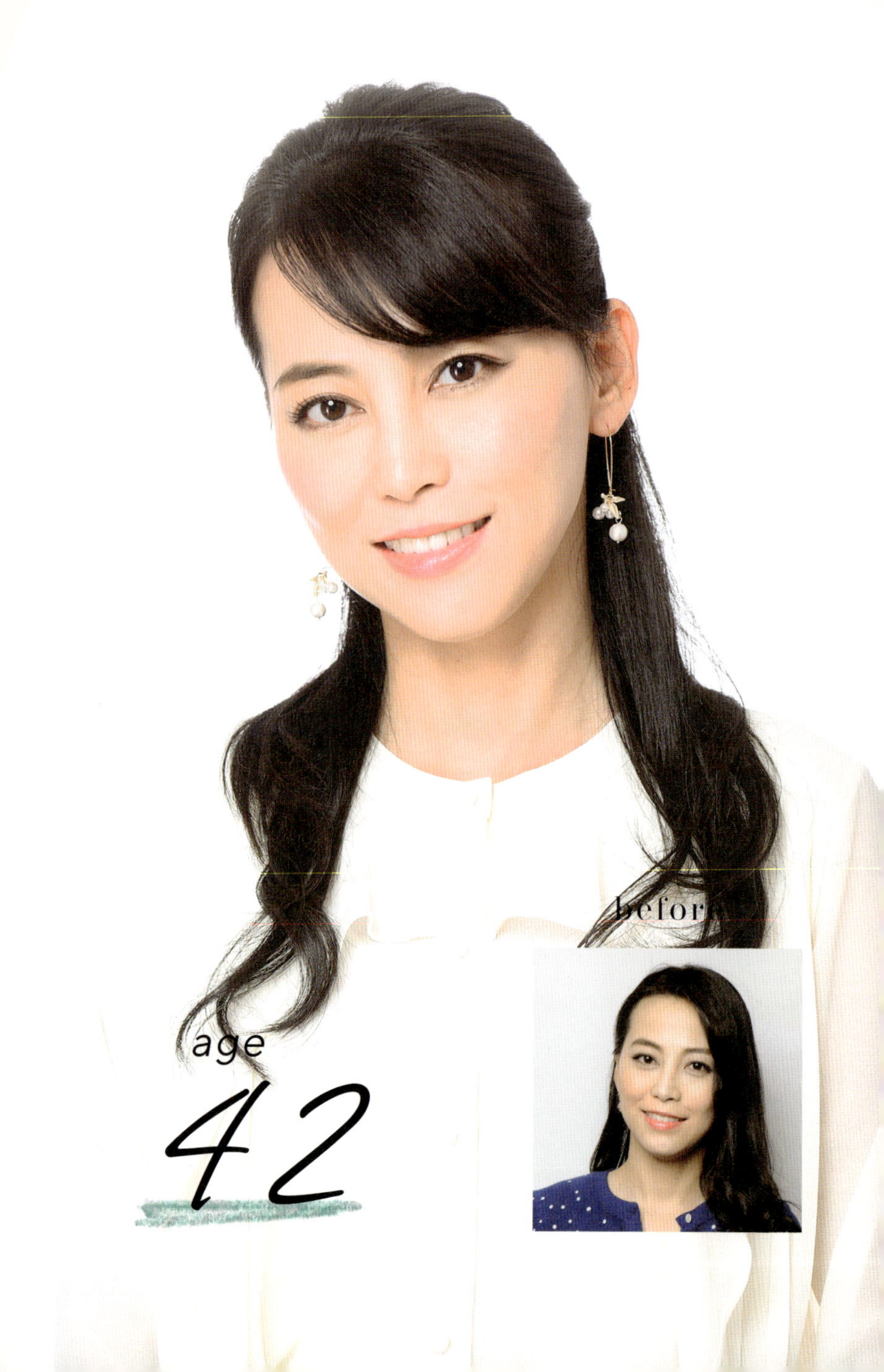

before

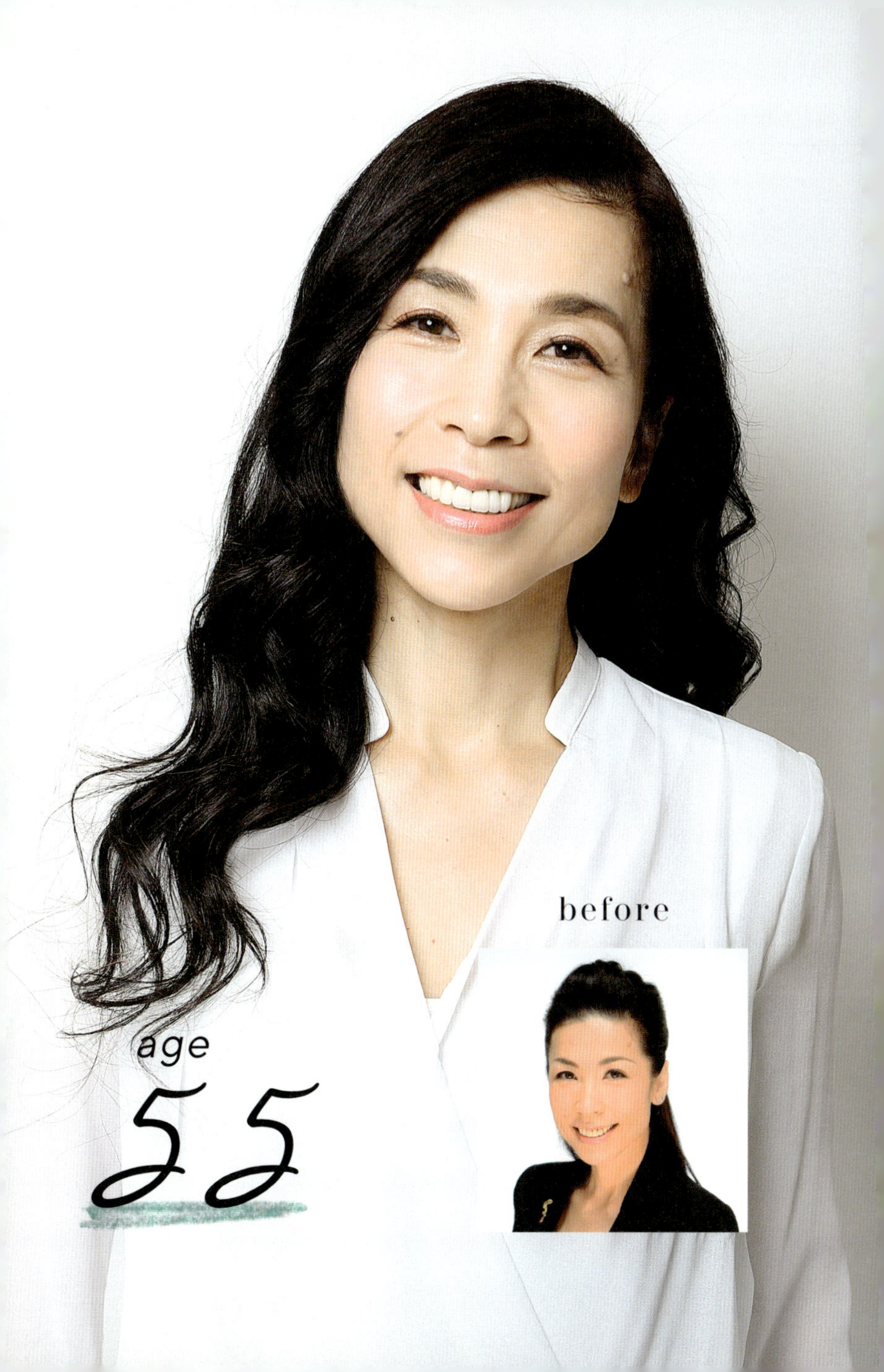

age
55
before

before

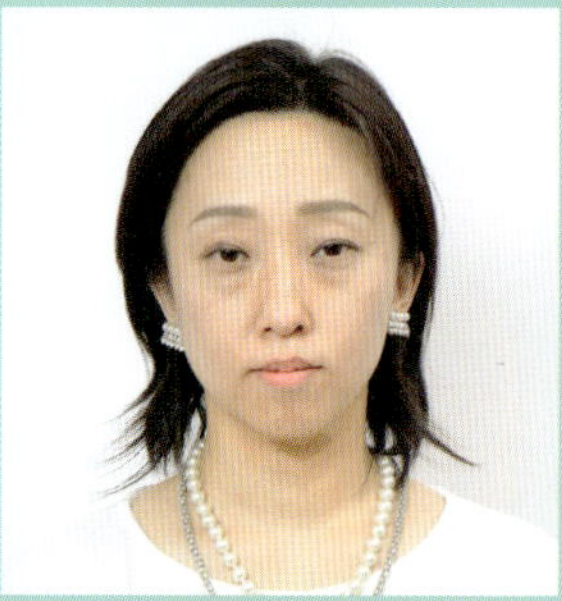

after

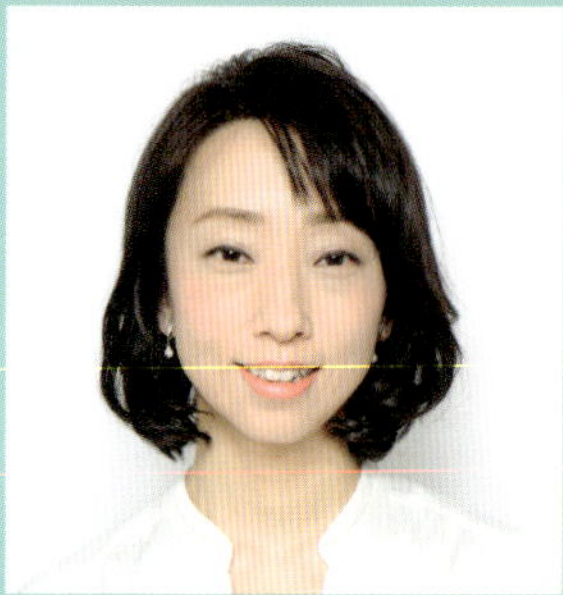

age 44

食事の改善と簡単なエクササイズで体重がみるみる10kg減！　体調もよくなり、メイクやスキンケアの意識もアップ。もう一度30代をやり直している感覚です。

before

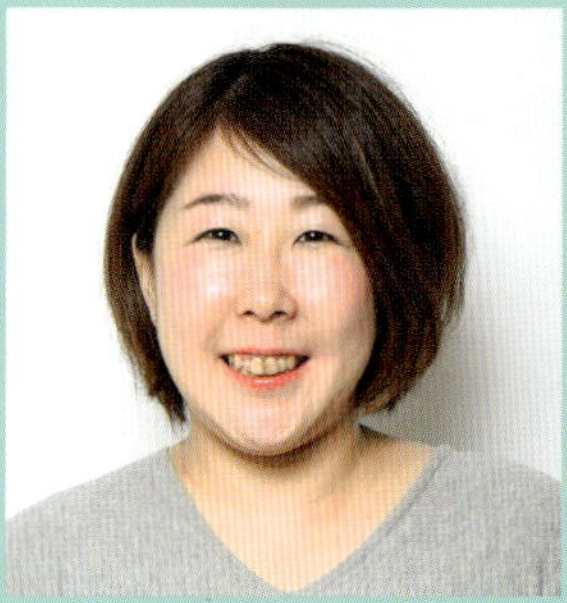

after

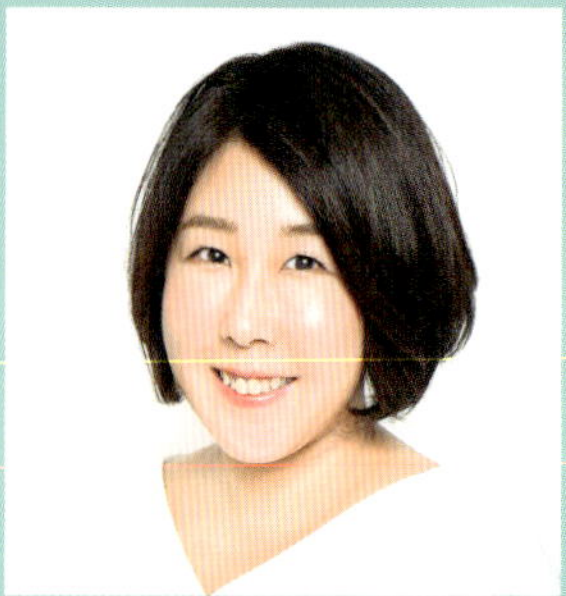

age 42

知人の紹介で挑戦。食生活が改善され健康的に。メイクや服のアドバイスもいただき眉を以前より太く描くように。周囲から顔がほっそりしたと言われます。

before

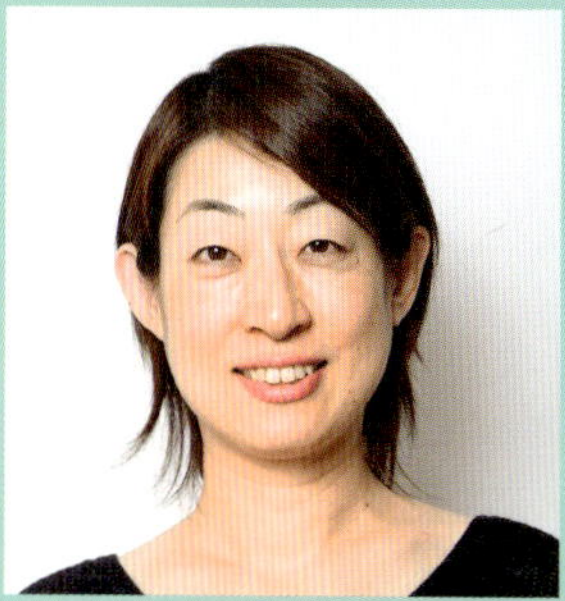

after

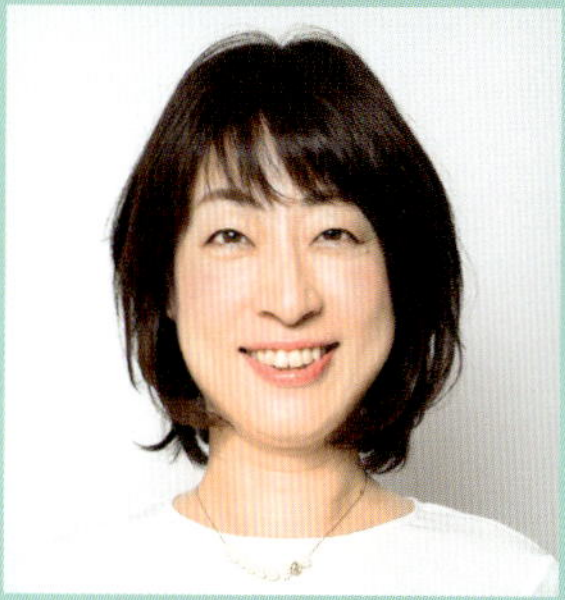

age 45

人前に出る仕事なので見た目に気を配る必要を感じるように。HMdで今までとは違う体験ができ、友人から雰囲気が変わりとてもきれいになったと褒めてもらえました。

before

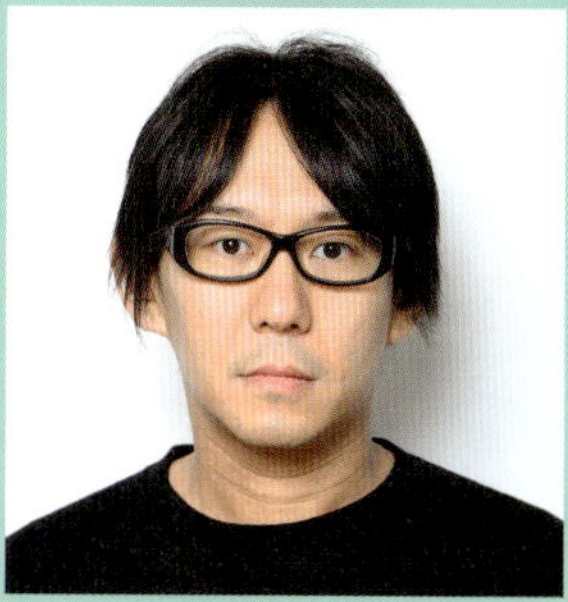

after

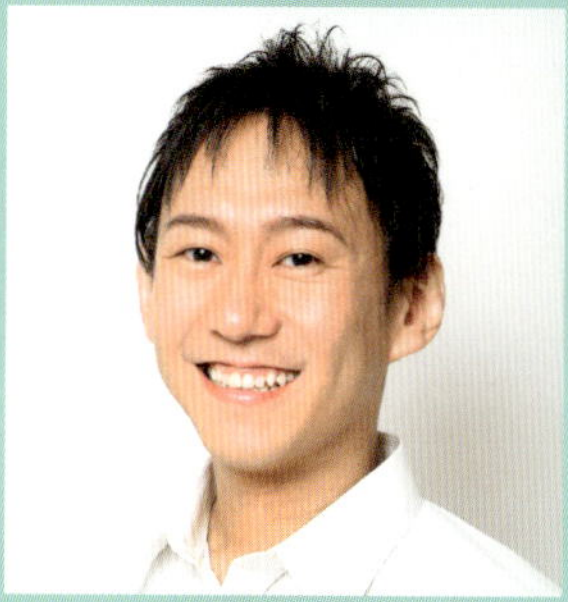

age 40

結婚を機に健康に開眼。HMdで食生活の改善や運動も取り組んだところ若く見られるように。周りから、前より素敵になったと言われるので今後も努力したい。

age
53

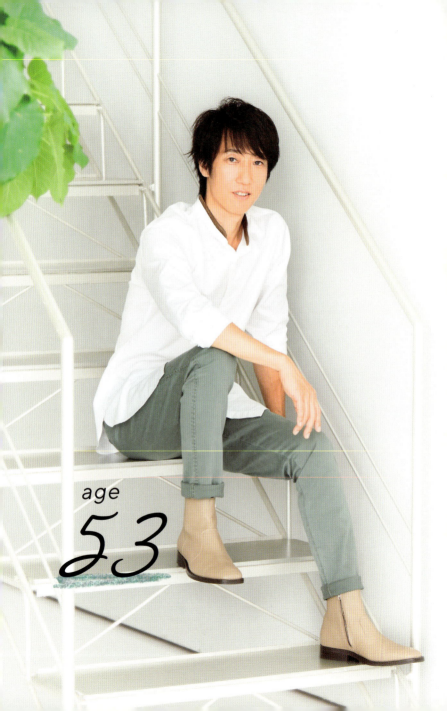

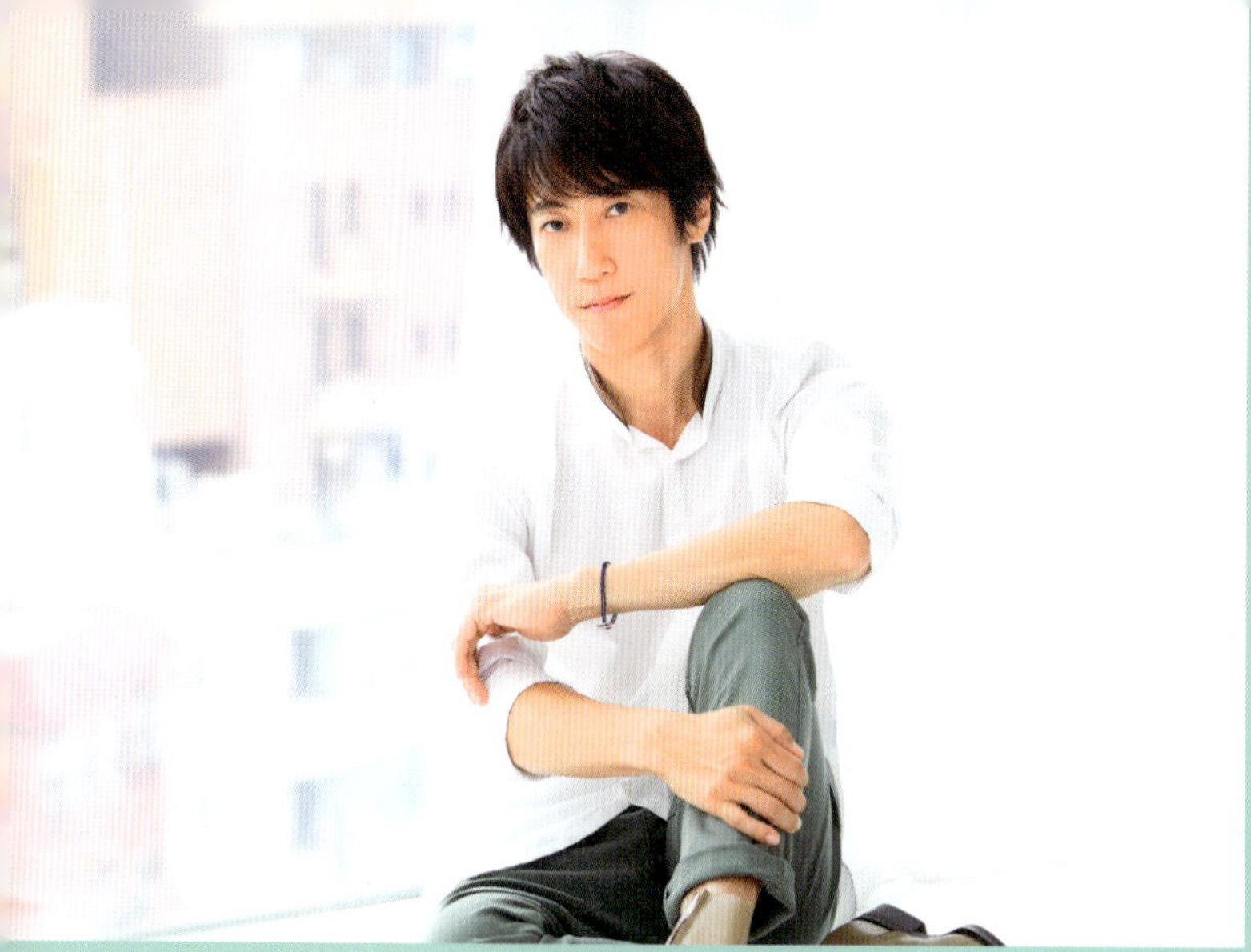

なぜ、私が若返りたかったか

病気で倒れ、初めて健康の大切さを痛感し、自分を実験台にして美と健康を習慣化するメソッドを構築。自分が一番仕事に精力的に打ち込める「38歳」という年齢で見た目の年齢を止めています。

before

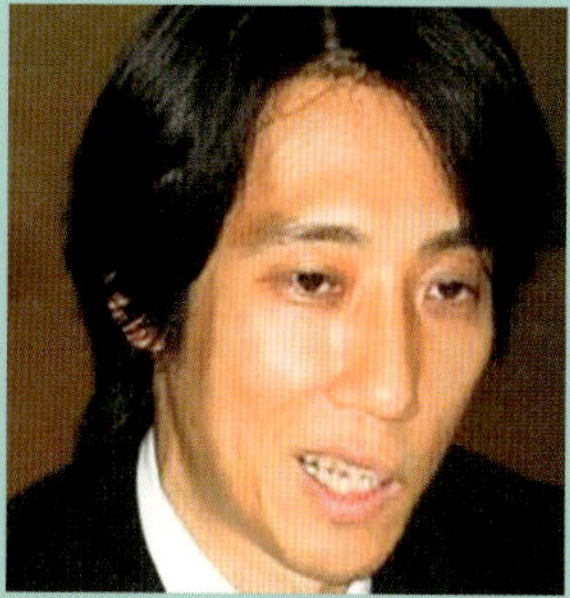

13年前、入院する直前

最強の若返りコーチング、HMdとは——

見た目はもちろん、体の内側から若々しく健康的でいるためのあらゆる美容・健康法を追求して生まれたのがＨＭｄ、すなわち「八藤メソッド」です。

基本的な仕組みは、１人のお客様につき2名の専任コーチが４ヶ月間毎日サポートしながら、生活習慣の改善に取り組むというもの。その方に合ったルールに沿って実際に行動していただくことでルーティン化し、自然と美容健康脳が育まれます。

よく、マンツーマン指導のダイエットジムと比較されるのですが、決定的な違いは、そのとき〝だけ〟美しくなるのではなく、「一生使える美容習慣」を身につけていただけること。継続的な習慣こそ、美・健康・若さにとってもっとも大切です。

そのために私たちはお客様を全力でサポートし、生涯その習慣を続けていける「思考」を身につけていただいているのです。

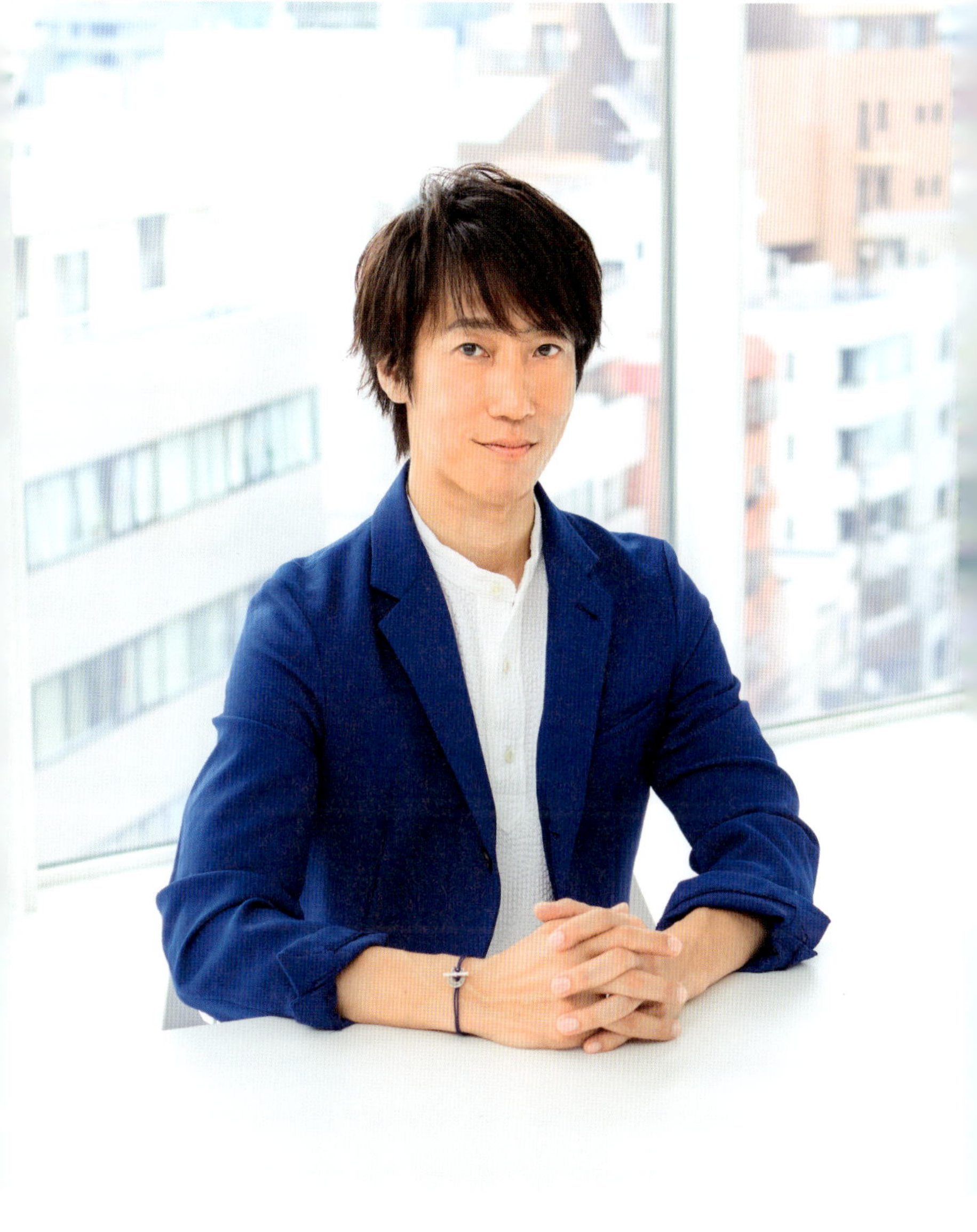

CONTENTS

※本書掲載の商品はすべて税抜き表示です

HMdコーチ監修者プロフィール

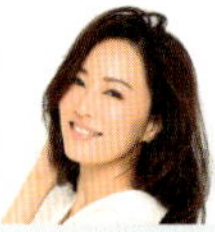

1章・2章
ビューティー
コミュニケーター
戸田さと美

心と体、内面と外面のバランスについての指導に定評がある。ヘアメイク講座も人気。女性起業家としても活躍。

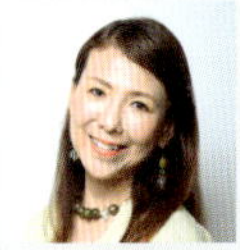

2章
カラーリスト・スキンケア
アドバイザー
須恵ありさ

パーソナルカラーによるメイク、スキンケア、スタイリングが好評。同行ショッピングでトータルプロデュースも。

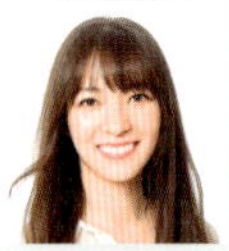

3章
管理栄養士
岩根 沙恵子

管理栄養士の資格を持ち、健康美をめざすための食事指導方法に定評がある。美容面のアドバイスも人気。

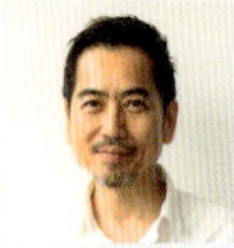

4章
ヘアスタイリスト
小林 懸(glams)

ヘアサロン「glams」代表。ヘアメイクとしても女性誌の第一線で活躍。タレント、モデルからの信頼も厚い。

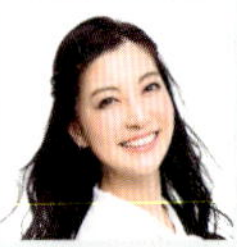

5章
HMdプロデューサー
永末まゆ

メディアで活躍するかたわら、美や健康に関する多数の資格を取得。八藤氏とともにHMdを立ち上げた。

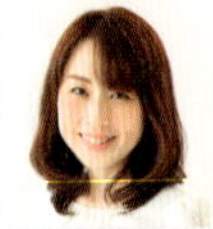

6章
イメージコンサルタント
寺尾智子(ICB)

骨格診断、パーソナルカラー、色彩心理などの資格を持ち、その人の持つ魅力を総合的に引き出す方法を提案。

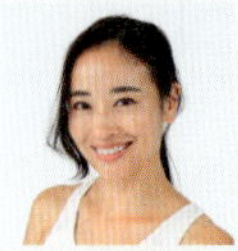

7章
ボディプロデューサー
池畑 薫

ヤムナ認定プラクティショナー。美しさにつながる機能的な体をつくるトレーニングに定評がある。

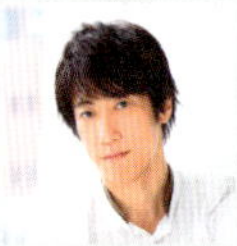

8章
HMd／
ネイルステーション 代表
八藤浩志

ネイルサロンなど全国で26店舗以上のサロンを展開する事業家。HMdメソッドを開発。

PART

[01]

大人の若さは、「生き方」と「色気」で作る

監修
HMd ビューティーコミュニケーター
戸田さと美

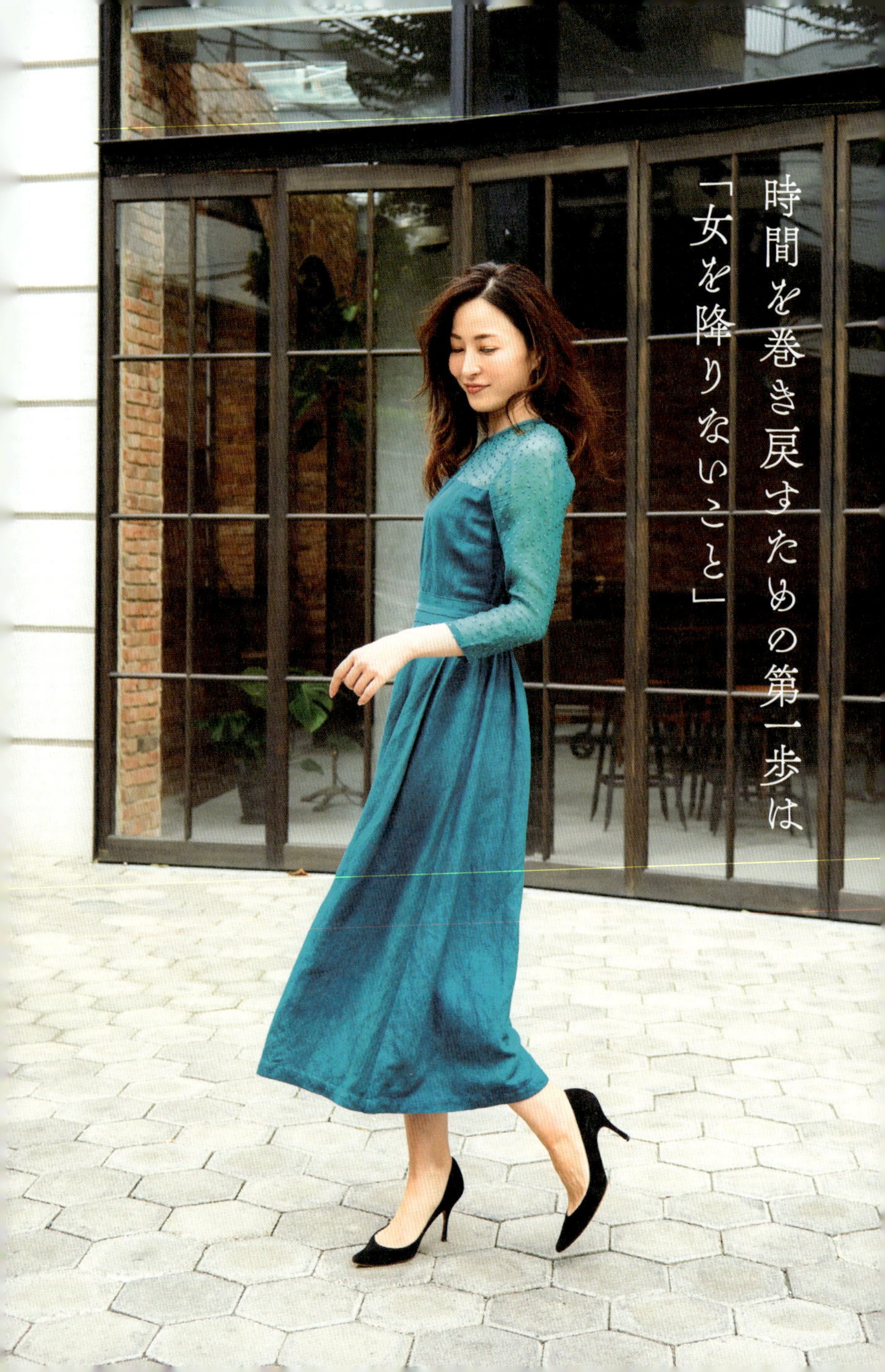

時間を巻き戻すための第一歩は
「女を降りないこと」

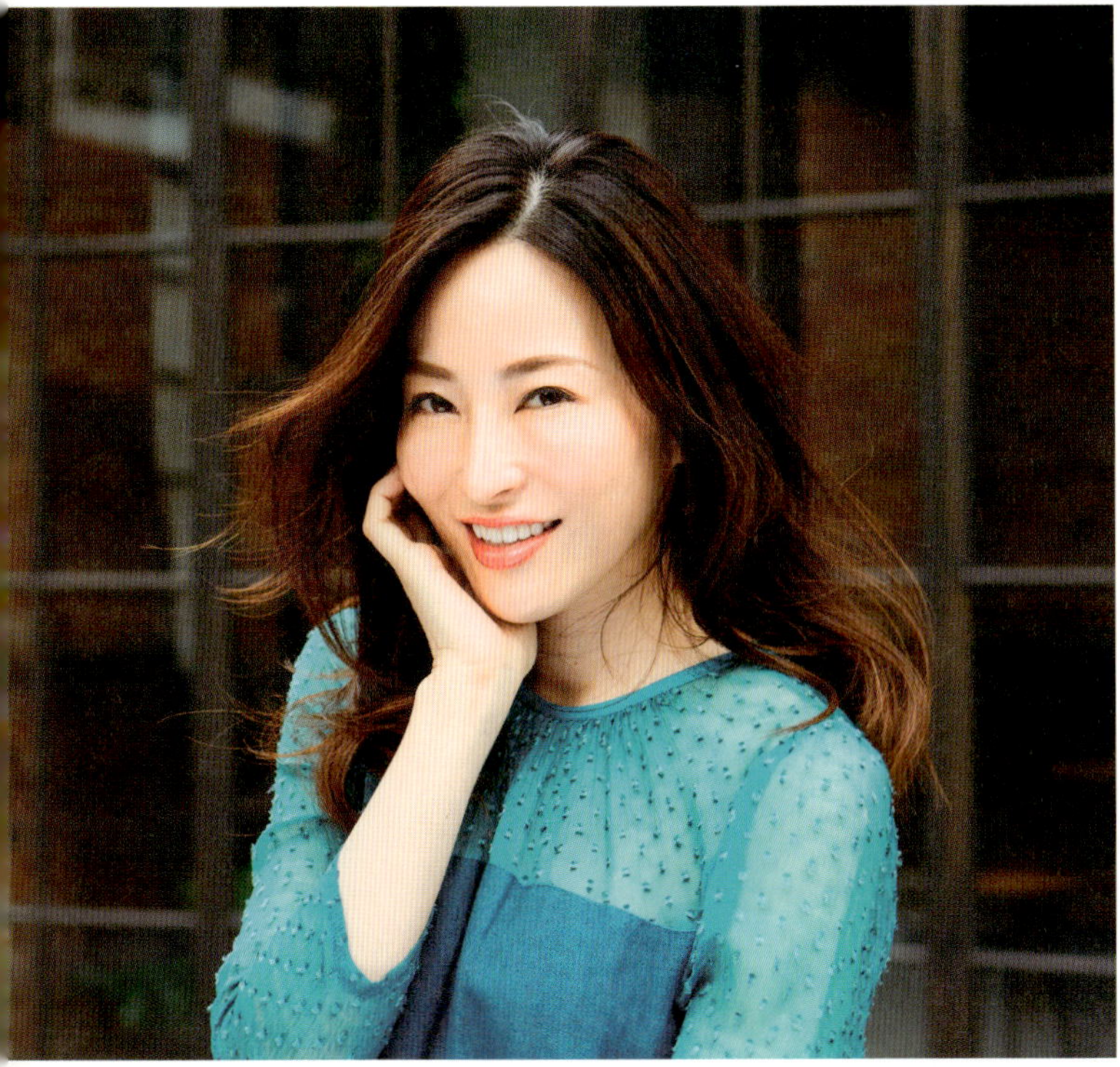

「女の色気」、それは媚びたり、
肌を見せることではありません。
人間的な奥行きから
透けて見える
「アンバランスさ」です。
きちんとしているけれど、
どこか肩の力が抜けていること。
そんな大人の余裕が、
色気となって醸《かも》し出されるのです。
HMdコーチ　戸田さと美

01

前のめりではない「色気」を持つと、イタくない「若見え」が手に入る

かつて、「女性はクリスマスケーキ（25をすぎると売れなくなるという意味ですね）」などと言われた時代がありました。残念ながら、日本では、女性が歳を重ねることはまだまだポジティブには捉えられていません。そのためか、女性自らが「もう私は若くないから」と女としての土俵から早々に降りることで心にバリアをはり、気持ちの上で老け込んでいく傾向がありました。

でも、それは今や圧倒的に時代遅れ。実際にいくつになっても若く美しい人がいるように、年齢はもはや個人個人の意識の問題。「年齢は自分が決める」時代になってきたといえるでしょう。

では、「若くいられる意識」とは？　女性にとってそれは、「色気」がカギになります。たとえば、ピチピチとはじけるような若さは確かに魅力ですが、**周りから「あ**

の人若く見えるよね」と称される人は、「前のめりな美しさ」よりも、「奥行きのある立居振る舞いができる人」だと思うのです。いつもきちんとしている女性が、お酒の席で垣間見せる隙や、ちょっと抜けたところ。仕事でも家庭でも完璧に見える女性がふと吐く弱音……そのアンバランスさを目にすると、人は応援せずにはいられなくなってしまいます。

色気というと、「自分にはとてもムリ」と気後れしがちですが、土台となるのは人間的な奥行き。自分にも他人にも誠実に素直に生きている大人の女性であれば、本来、誰にでも備わっています。ただそれを使いこなしていないだけ。

そこで会話や身につけるもの、姿勢やしぐさなどすべてにおいて、「きちんとした自分」と「隙のある自分」を意識してみましょう。そんな二面性の演出が、大人の色気を醸し出します（詳しくは次項から見ていきます）。

そして、色気があるということは、すなわち「女を降りていない」ということ。色気を持ち続ける限り、何歳になっても若々しく、女らしくいられるのです。

02
「香りをまとう」人は、オートマチックで若返られる

「あれ？　この前会ったときとなんだか雰囲気変わった？」

真面目なのかと思っていたらおどけた面があったり、大人っぽいかと思ったらかわいらしい面もあったり。いつも新鮮な空気をまとい、会うたびに違った面を見せてくれる人には、男性でも女性でも夢中になってしまいます。

そんな自分を自然と引き出してくれるのが、香り。「私といえば、これ」という定番の香りを持っている方もいると思いますが、それでは停滞はできても、若返りには不十分。できれば、四季折々に変えてみるといいでしょう。なぜなら、香りは脳にダイレクトに影響を与えるので、変化という刺激がとても重要。眠っていた新しい自分を香りによって目覚めさせていくのです。

夏の香りをまとえば、青春時代の再来のようなフレッシュな気持ちになれたり、

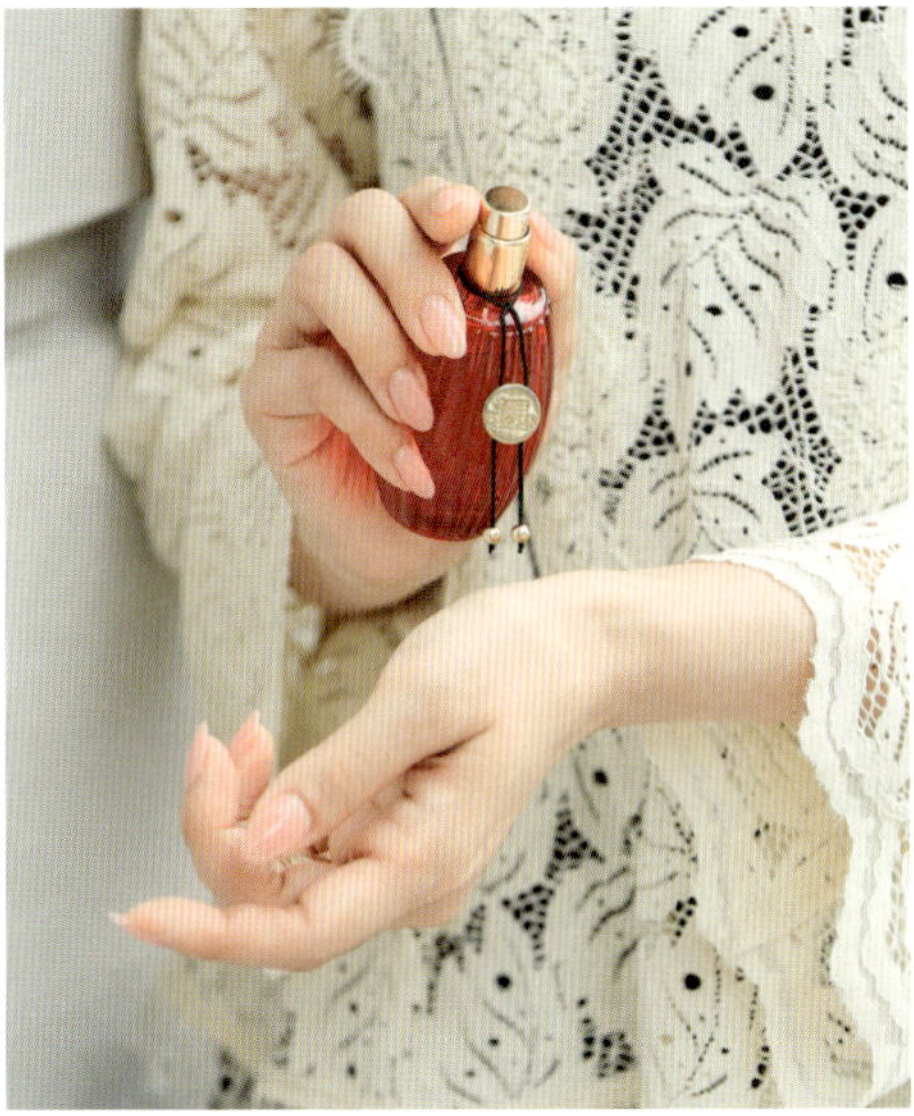

人は何もつけていないときでもその人固有の香りを持つもの。誰かにその香りをかいでもらい、そこからイメージされる色や言葉（グリーン、フレッシュ、パープル、甘いなど）をベースに香りを選ぶとハズレがない。

冬ならウキウキして街に出たくなるロマンティックな感情を香りが連れてきてくれたり。たとえば、春夏はフルーティなマンダリン、冬は濃厚なローズ、という具合です。

香りは目には見えませんが、その人の印象を強くし、強烈に記憶に焼きつけます。それが四季の変化に沿ったものであったら、いっそう「今を生きている人」という鮮烈な印象に。

いつも同じでないこと。変化を恐れないこと。それが若さの秘訣であり、香りがあなたのアップデートを後押ししてくれるのです。

03

「想像を掻き立てる服」を、戦略的にまとう

若く見える服装というと、つい「トレンドを押さえる」方向に意識がいきますが、それは「若返り」ではなく、「若作り」。HMdでは、大人が若返るための外見作りでもっとも大切な要素は「抜け感」と指導しています。

なぜなら、品格や知性などの洗練性の中に垣間見えるわずかな隙にこそ、「あの人は、なんだか垢抜けている」という評価が与えられるからです。

ファッションにおいては、10代20代と同じ服を選んで着ても、むしろ比較されて「老け感」が目立つだけ。ここはあえて同じ土俵には立たず、「ベーシックな服装（品性）」に、「抜け感（色気）」のエッセンスを少しだけ加えて、「戦略的な若返り」を叶えていきましょう。

たとえば、ニットを選ぶ際、深いVなどの襟ぐりでスッキリとデコルテ見せを狙

おうと思った人は、「若作り思考」。女性は30代をすぎるとデコルテのハリがなくなり、首にも年齢が現れるので、安易な肌見せは諸刃の剣です。

では、どこで抜け感を出すのか、その正解は「袖」です。**最高なのは、七分でも半袖でもない「五分丈」。その中途半端な長さが、肘から上に続く美しい二の腕を想像させ、「その先を見たい」という気持ちにさせられるから。**首元は品性を保つクルーネックで、女性として変化の少ない肘下で隙を見せていくのです。

あるいは、露出の少ない詰まったデザインのトップスなら、女性らしいS字を描く体のラインを強調したり、Aラインのスカートやワンピースなら、あえて細い足首を見せたり……。全身のトータルで、「きちんとした中にある抜け」のバランスを戦略的に計算しましょう。

私たちは日本人だからこそ、着物を着たときにちらりとのぞく裾除《すそよ》けの緋色《ひいろ》や、抜き気味にした襟元など「想像を掻き立てる」中途半端さが、ファッションにおいても色気を感じさせる要素となるのだと思います。

そんな、視覚での演出ひとつで、女性の魅力の奥行きがぐっと変わってきます。

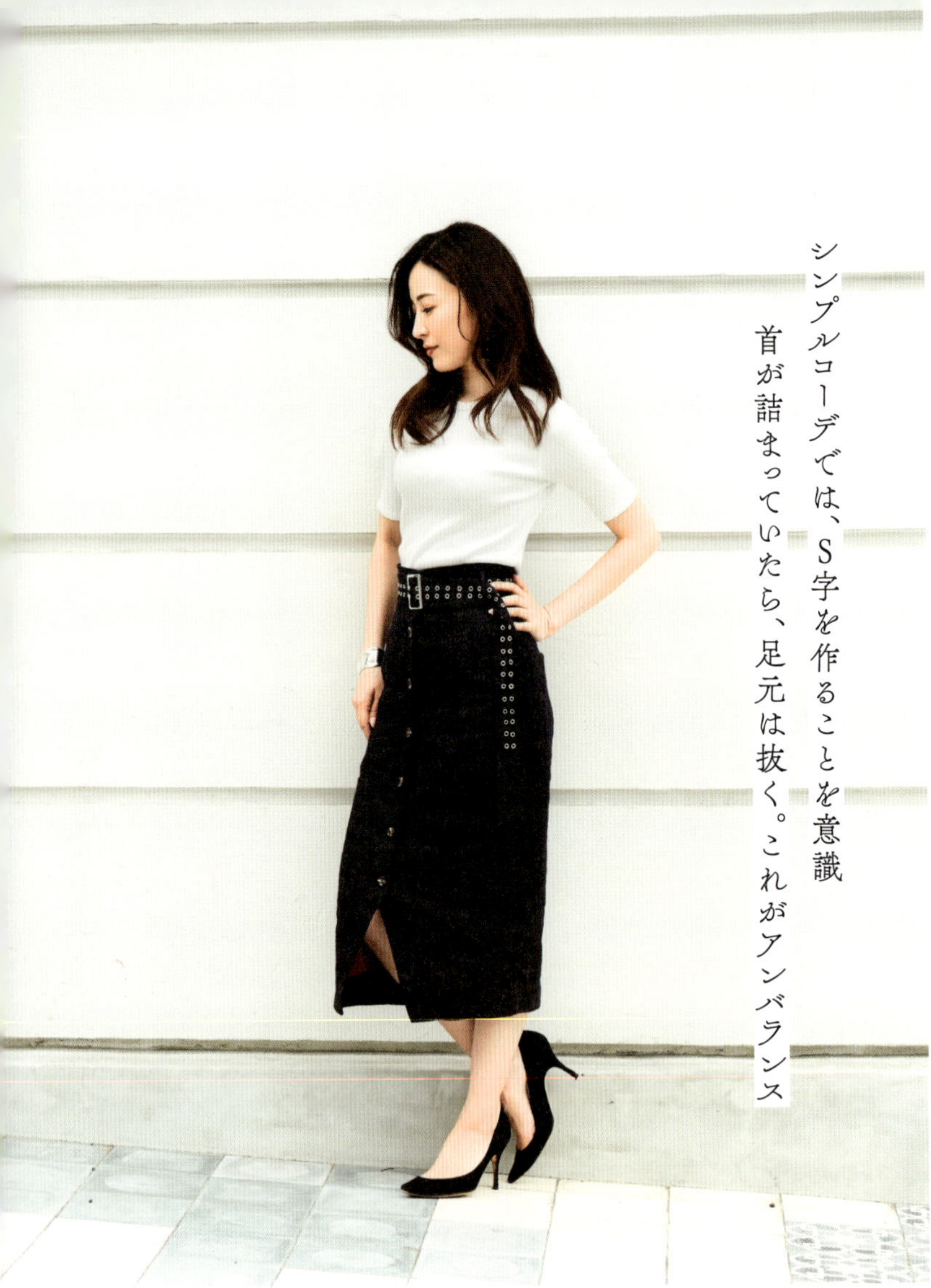

シンプルコーデでは、S字を作ることを意識

首が詰まっていたら、足元は抜く。これがアンバランス

シンプルな中に曲線を強調。五分袖が腕の美しさを引き立てます。タイトスカートは年齢が出やすい膝を隠す長さで。スリットから見え隠れする脚とワインレッドの裏地が、視線を集めます。

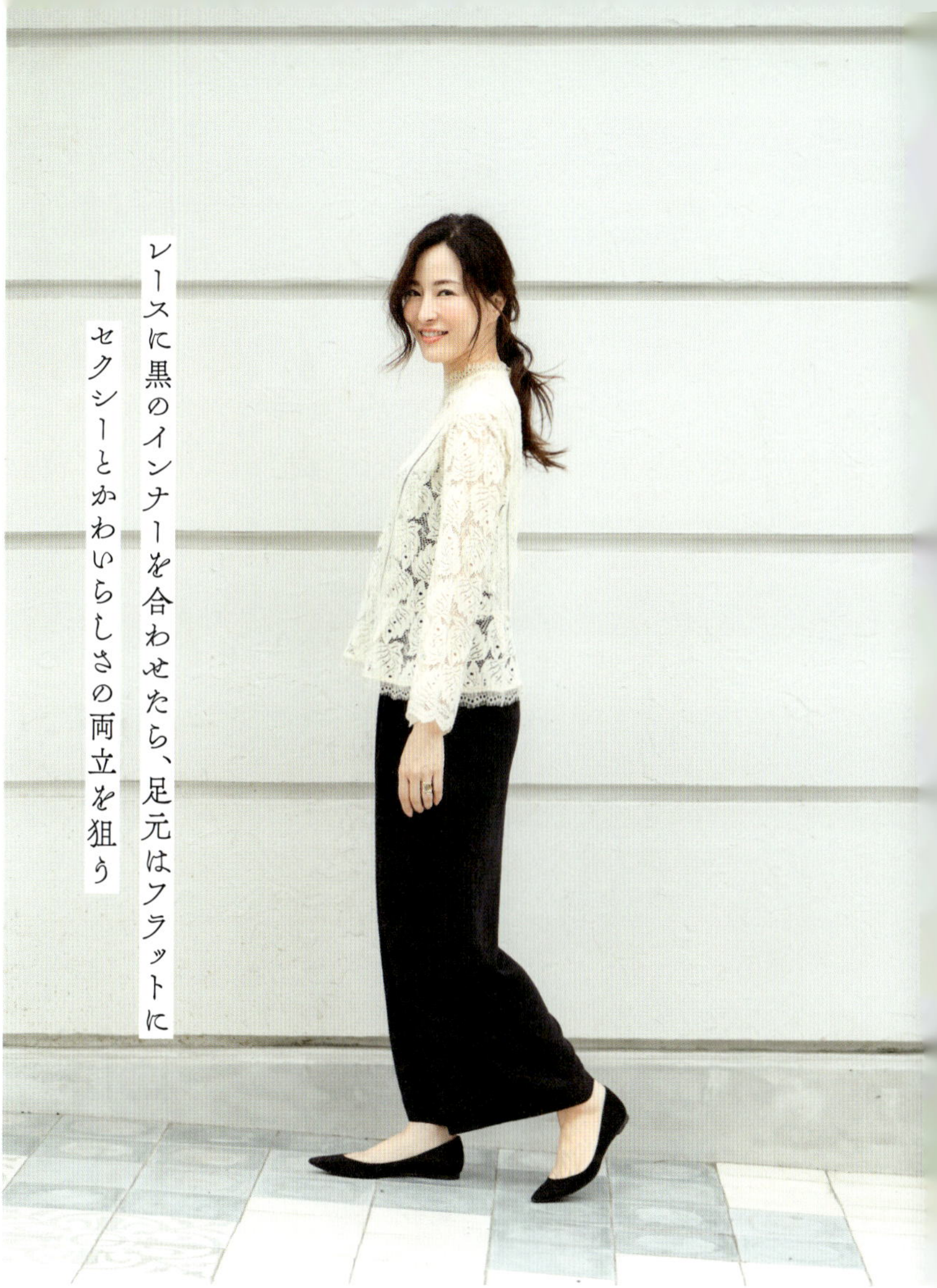

レースに黒のインナーを合わせたら、足元はフラットに
セクシーとかわいらしさの両立を狙う

白レースのトップスから透ける黒のインナーが、見る人の想像を掻き立てるポイント。上半身でセクシーさを演出したら、ピンヒールではキメすぎ。足元はフラットシューズくらいがちょうどいい。

04

「3首」の魅せ方は、常に計算高く

前項でお話しした通り、若い女性の色気が無意識であるのに対して、大人の色気には常に戦略が必須。自分をよく知り、「着たい！」と「似合う！」は決してイコールではないという客観性を持つことが大切です。

おしゃれがあまり得意ではないという人は、骨格診断（第6章）を取り入れてみるのがいいでしょう。「自分の体型を魅力的に見せる若見え服」を選ぶ視点が磨かれるので、買い物の失敗が激減。その上で「隙を仕込む」を意識しましょう。

仕込み方は簡単。**首、手首、足首という、俗に言う「3首」の見せ方がカギ。**首の詰まったトップスのときは足首と手首を出す。フルレングスのパンツのときはシャツの襟を抜き気味に。ざっくりニットからのぞく華奢な手首は、ぞくっとするほど色っぽいもの。かちっとした完璧さをどこかで崩すのが、大人の余裕なのです。

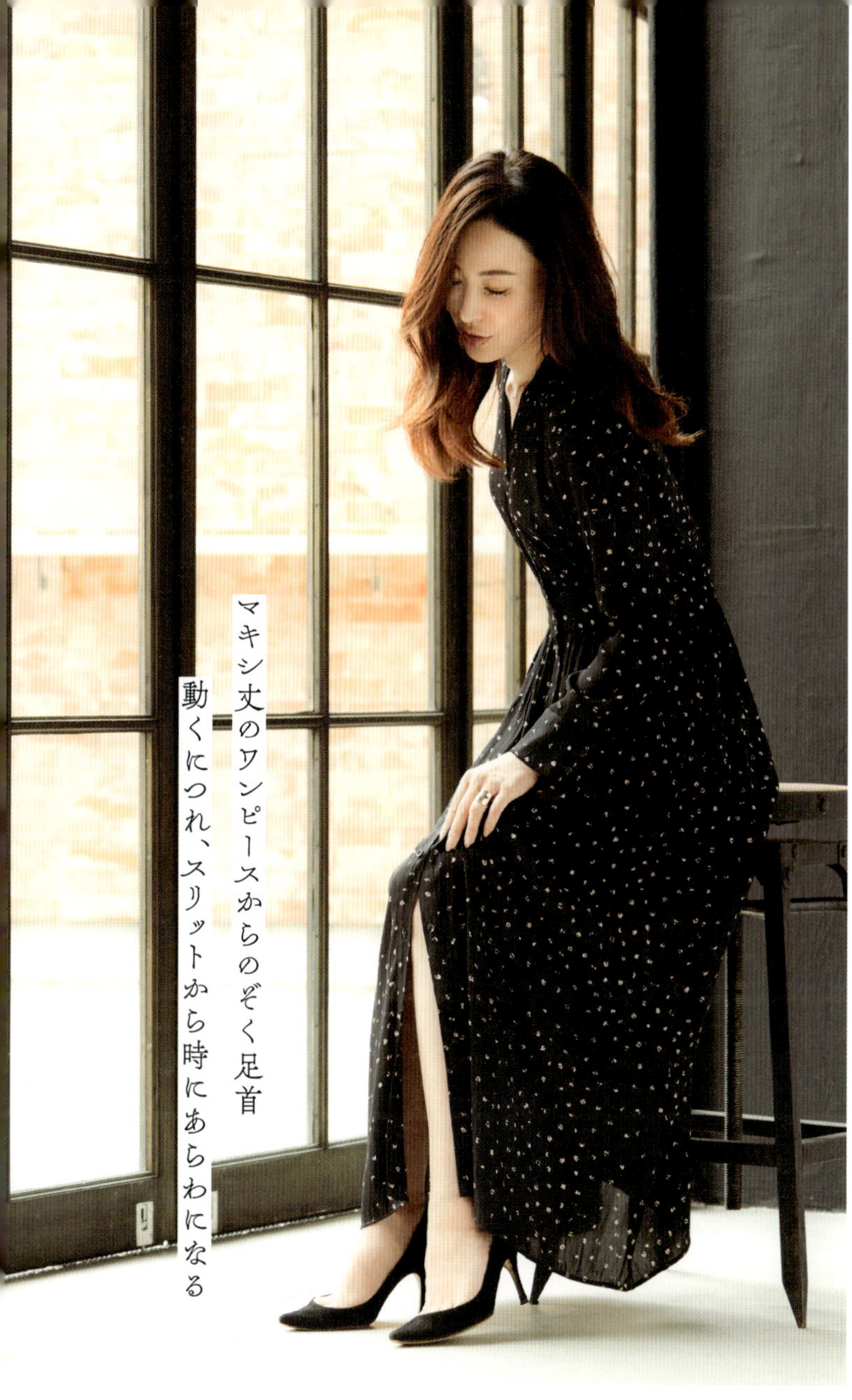

マキシ丈のワンピースからのぞく足首
動くにつれ、スリットから時にあらわになる

05

素足になる「その先」を妄想してしまう靴とは

女性らしく、色っぽい靴の代表といえば、ヒールパンプス。男性が決して身につけることのない、女性を象徴するアイテムであり、女性の足を長く、美しく、魅力的に見せてくれる、色気作りの強力なパートナーです。

締まった足首から足の甲へと続くラインは、首から続くデコルテにも例えられます。デコルテ同様、足の甲も、「その先」にあるのは、まだ見ぬ体の部位。**足指の付け根がのぞくくらいの浅履きパンプスは、「靴を脱いで素足になる」という特別なシーンを容易に想像させ、とてもセクシーです。**

昔から大きく変わることのないシンプルな靴でありながらも（そして、ときには痛みに苦しめられながらも）、女性がパンプスを手放さなかったのは、女性の美や色気を計算しつくした、究極のアイテムだからなのです。

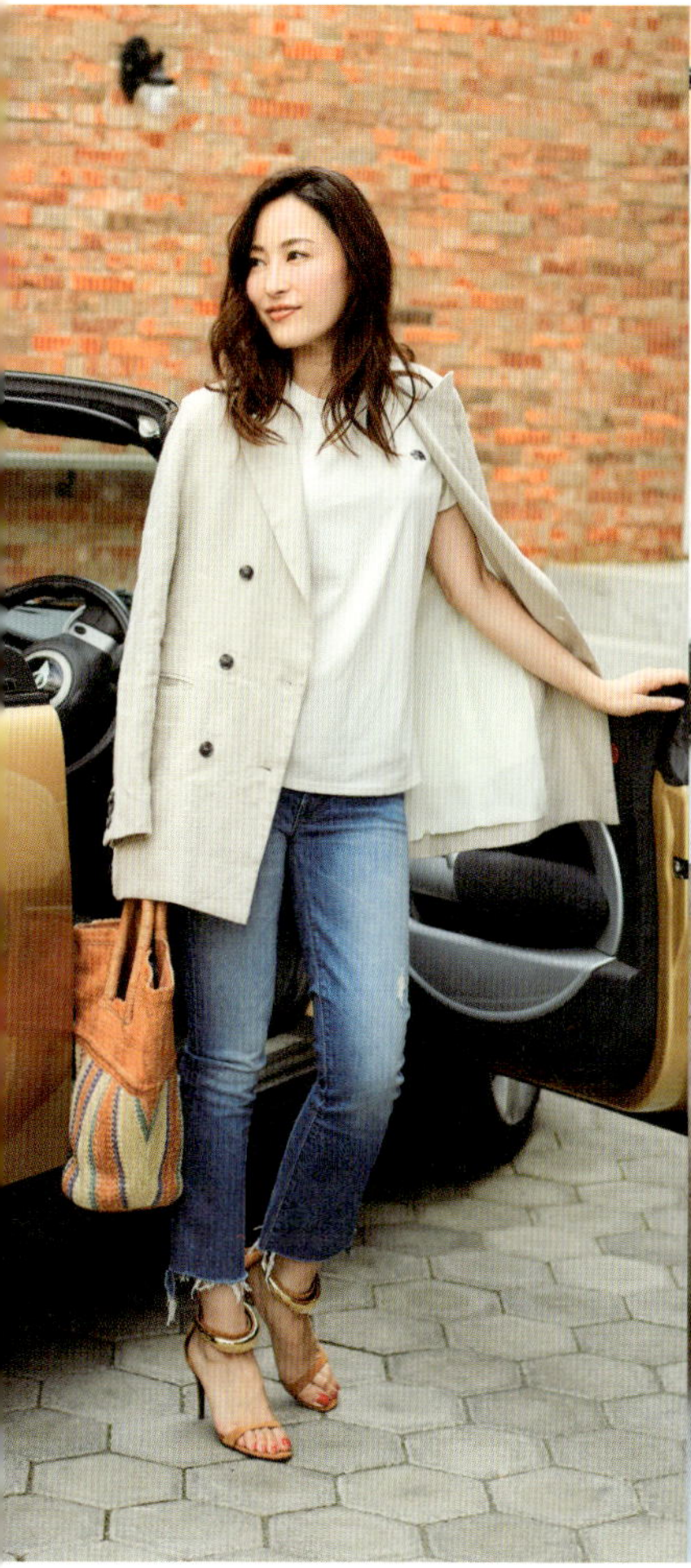

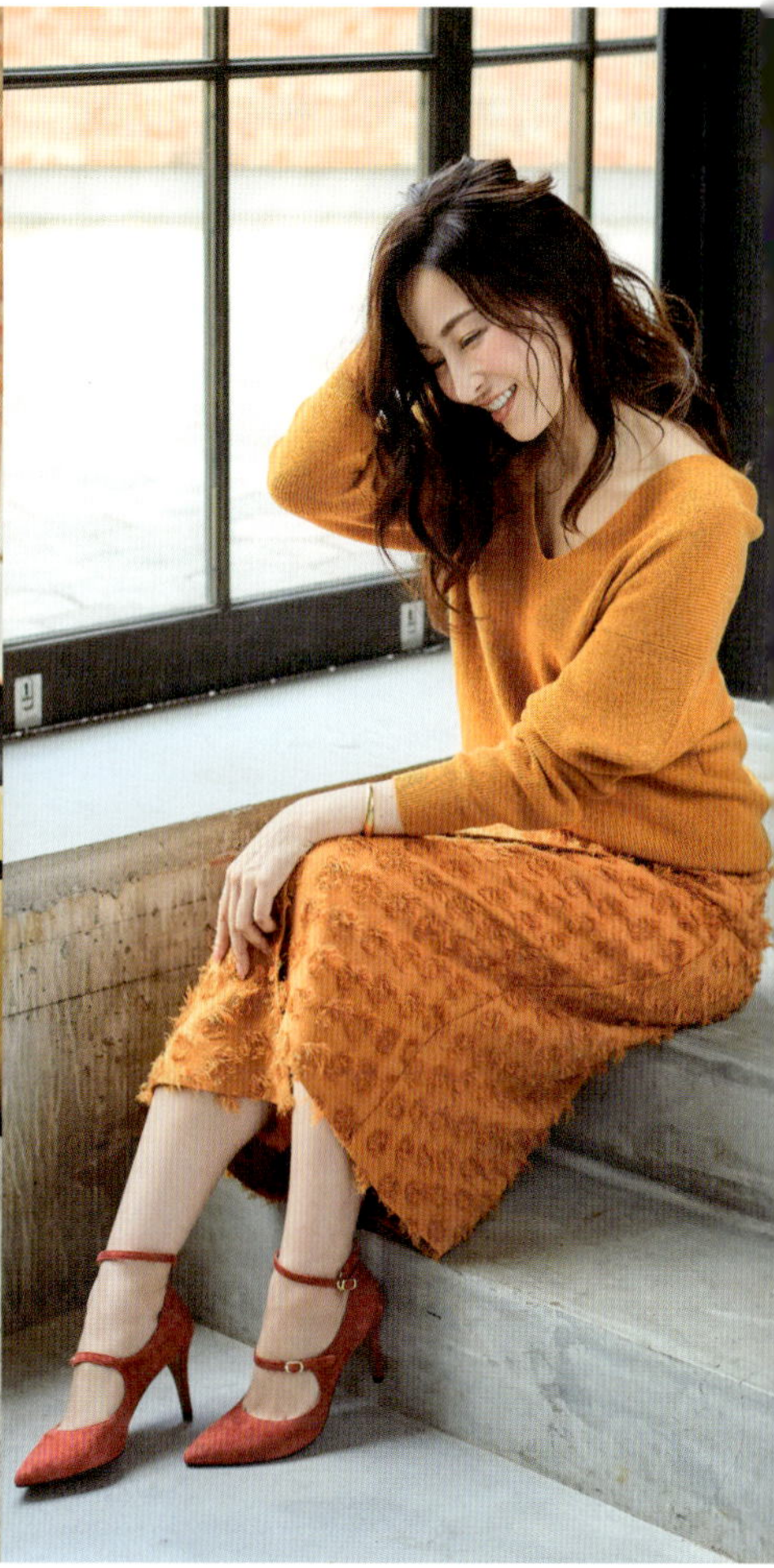

メンズライクなジャケットを肩掛けしたら、手首・足首の細さで対比を演出。ジーンズは必ずくるぶしが見える丈で。首はあえて詰まったものをセレクト。

体が泳ぐようなざっくりニットからのぞく3首が、女性らしい華奢な骨感を感じさせて色っぽい。細いブレスレット、足首に目がいくデザインヒールも大人の余裕を醸す。

06

30歳をすぎた特権
眼鏡で美しさが増す掛け方

色気につながる「二面性」の演出に、眼鏡ほど便利なものはありません。そもそも眼鏡を掛けていれば多少のしみやメイクの崩れも気になりませんし、パッと掛けるだけでおしゃれ度がアップするので、バッグに常に1本入れておきたいもの。

少し前に、昔のお父さんが掛けていたような黒縁眼鏡が若い世代に流行りましたが、これはポップすぎて大人にはNG。今おすすめなのは、細縁のメタルフレームです。細縁なら顔なじみがいいので眼鏡のインパクトは抑えつつ、眼鏡ならではの効果が狙えるからです。その効果とは、**ちょっと下げ気味に掛けたとき、フレームの上辺と目元の間にできる隙間からのぞく、伏し目の効果。**眼鏡を掛けているのに、隙間から生身の目元をのぞいてしまったというドキドキ感が演出できるのです。この「品格とだらしなさ」の絶妙な融合こそ、大人の色気の特権なのです。

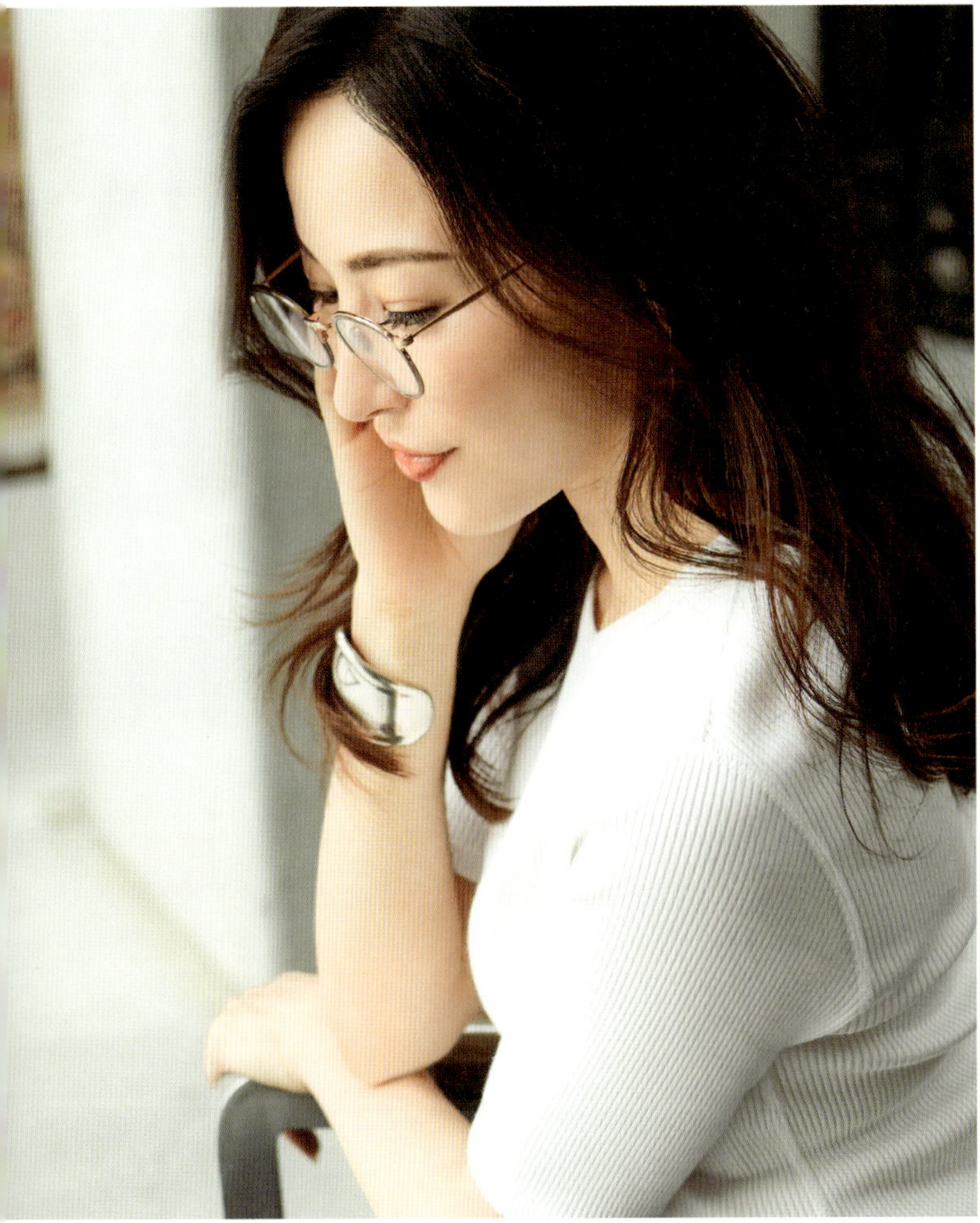

小道具としての眼鏡は、きちんと掛けすぎてしまってはNG。「眼鏡の奥の目が見たい」と思わせるには、ちょっと下げ気味に掛けて抜け感を。隙間からのぞく伏し目がちな目元が、見る人をドキッとさせる。

面接のような正面座りより、椅子の対角線を使って「たすき掛け」のように座る

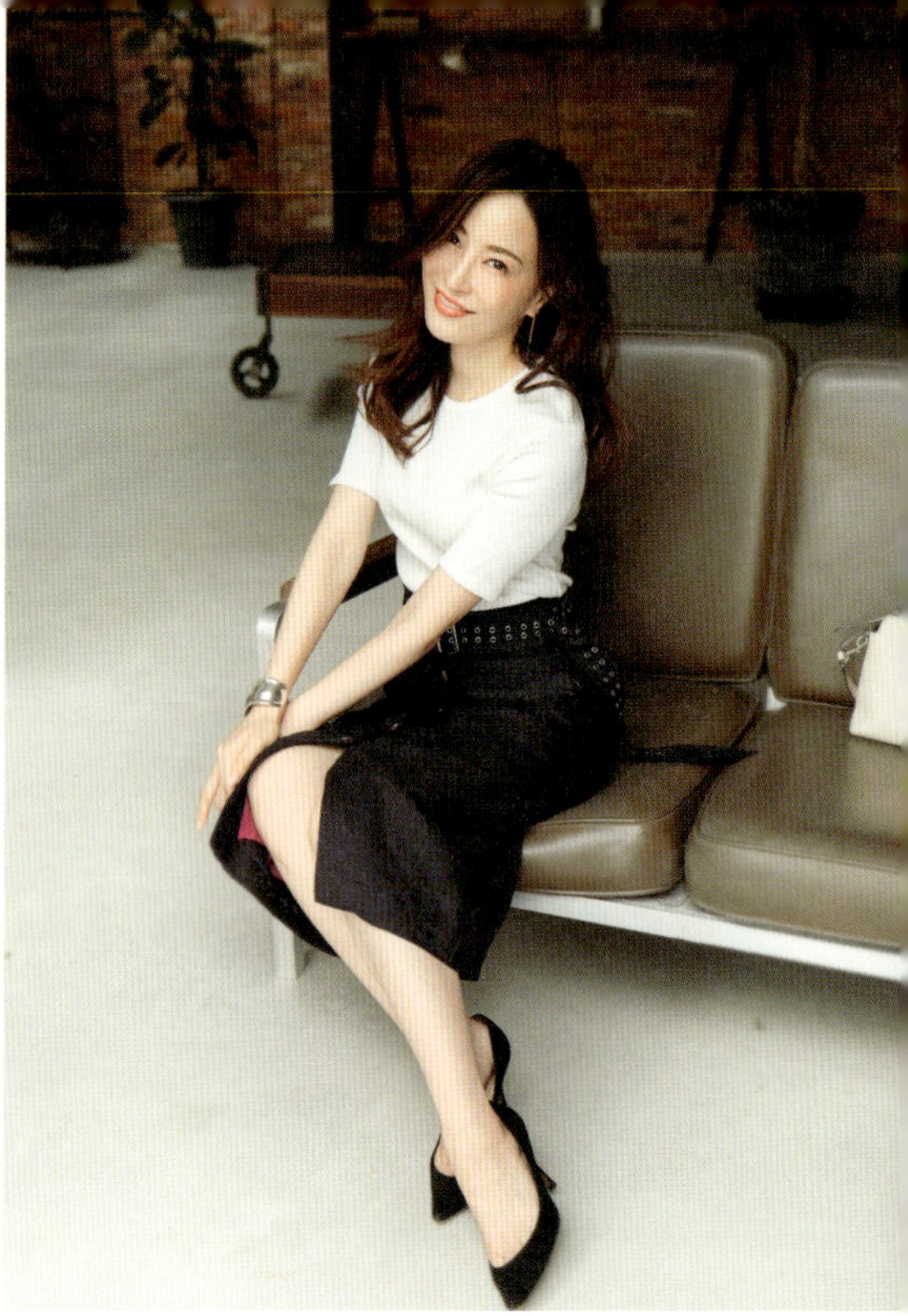

仕事のときはピンとしたよい姿勢でも、リラックスしたときは力を抜いて。足を横に流し、片方の肩を落とすと、全体がS字に。そんなゆるさが、相手の緊張も解きほぐす。

NG

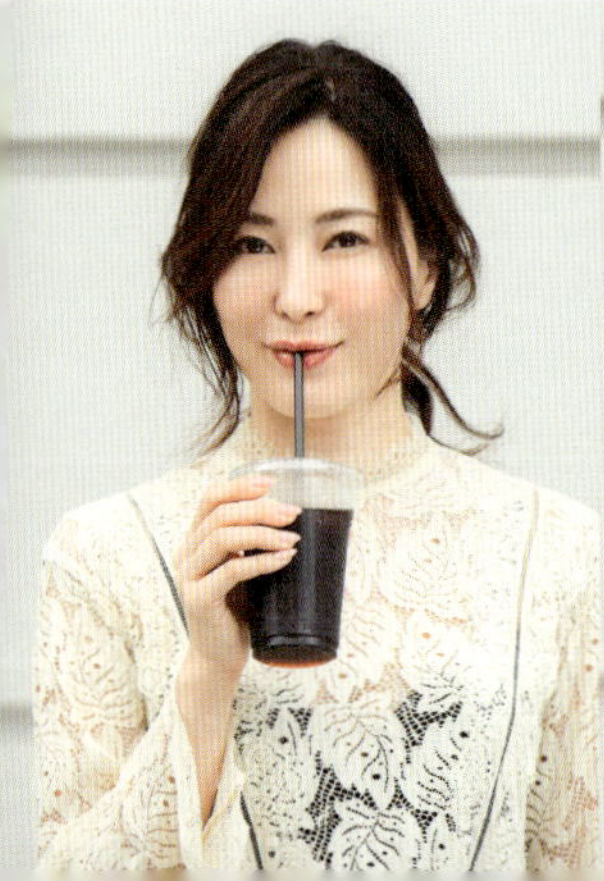

OK

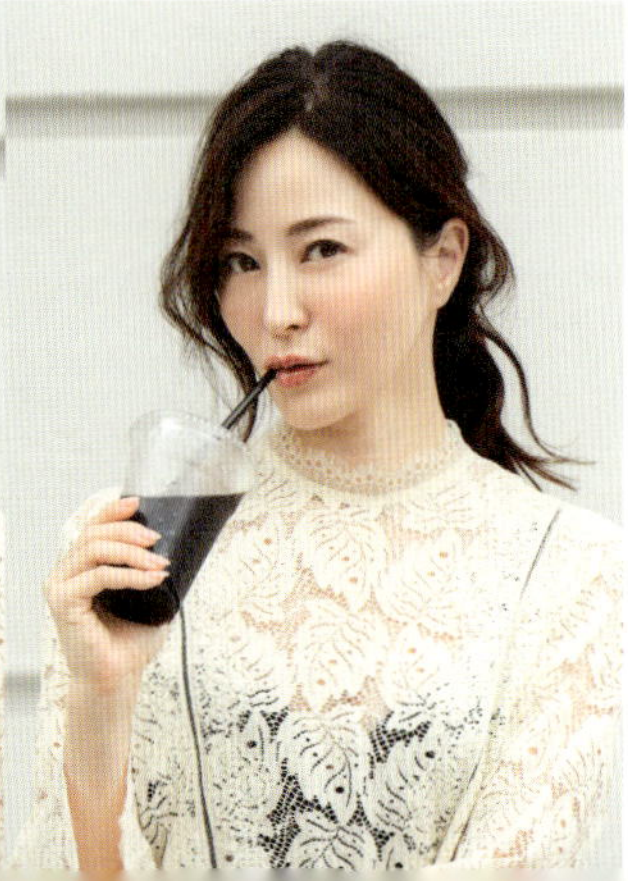

飲み物を飲むときも、ストローは斜めから

コーヒーをテイクアウトしたとき、唇のセンターを垂直にストローに持っていくより、少し斜めの方向からストローをさしたほうがグッと色気が増します。口のすぼめ方もソフトに見えて◎。

箸を揃えるときの伏し目に宿る奥ゆかしさ。
上級者はしぐさで「抜き」を作る

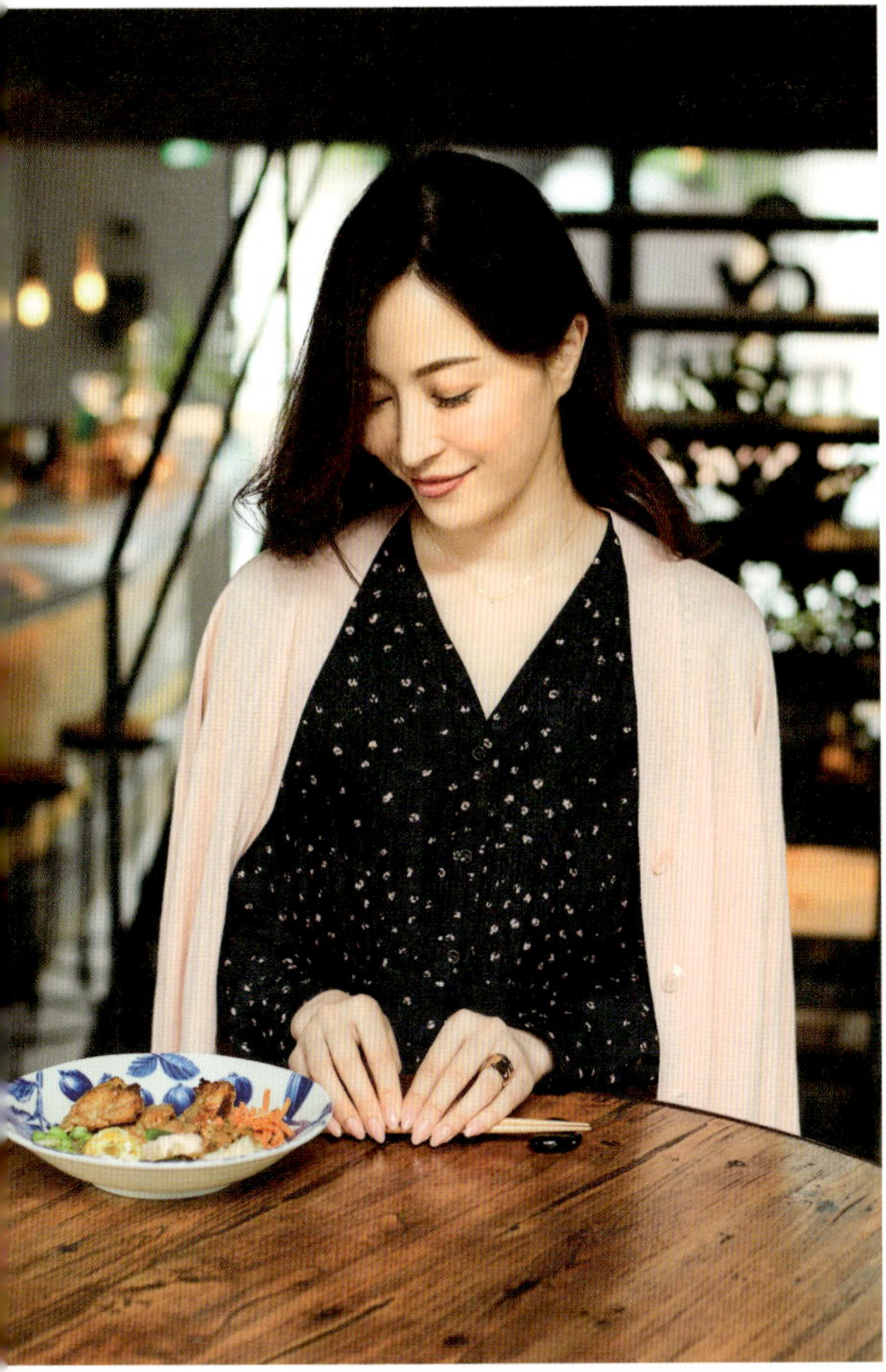

食事中にはその人の品性が現れる。箸置きをきちんと使う余裕と、お酒が入って少し開放的になった様子のギャップに男性はぐっとくるもの。箸を置くときに揃えた爪もかわいい。

07

大人の会話トーンは音階の「ミ」くらいが心地いい

周りに「この人色っぽいな」と思う人がいたら、会話を観察してみてください。きっと、口数は多くなく、ゆったりと微笑みながら聞いていることが多いのでは？

色気の正体は、品格や知性から垣間見える隙。であれば会話でも、相手がつい、ぐっと身を乗り出してしまうような「間」を作るのが、色気のある会話の極意です。

しゃべりたいことが10あったら、多くても7までにとどめておく。女性はおしゃべり好きな方が多いのですが、しゃべりすぎは色気とはかけ離れた行為です。身につけるもの同様、相手に「その先を知りたい」と思わせるのが大人の女性の会話術と心得ましょう。

ですから、会話ではあえて「間」を作ること。たとえば、「今度のお休みの日は何を？」と尋ねられたとき。「午前はジムで、午後は料理教室、夜は友達とお食事です」などと即座に答えてしまってはいけません。これでは**相手は二の句が継げなくなってしまいます。**そこで、「うーん、そうですね……」と、考える風を装って、まずは間をおく。そして、「大したことはしていないんですけれど」と、予定をひとつだけ言う。次の言葉を誘う余白を残してあげるのです。

話すときのスピード、声のトーンも大切です。**ドレミの音階で考えてもらうと、「ファ」の音では少し高め。キャピキャピ感が出て少しイタい印象になるので、「ミ」ぐらいの声で話すのを心がけてください。**話し方が落ち着いていれば、語尾は少し伸ばしてもかまいません。

仕事でも同じです。自分を大きく見せたいのか、男女とも自慢げに自分のことを語る方はいますが、同じテンションで返してはダメ。「そうですか。それなら、20代はすごくがんばってこられたのですね」などと、奥にある気持ちを汲み取って返してあげる。そうすれば、不毛なマウンティング合戦をしなくてすみます。

大人の会話では、決して手の内をすべて見せないこと。「もっとあなたのことを知りたい」と相手に思わせられたら、もうこちらのペースです。

08

アゴから耳までのシャープさが保てれば肉感のある体つきは加点になりうる

ふと後ろを振り返ったときに浮き出る、首筋。ふんわりと肩にかかる髪からのぞく、うなじ。私たちはふだん正面顔ばかり気にしてしまうのですが、色気という点から見ると、大事なのは正面よりもむしろ横顔です。人は正面から向き合うことは意外と少ないもの。横顔に気を配ってこそ、色気は完成するのです。

体型に関しては、歳を重ねるとお尻が大きくなったり、二の腕がふくよかになったりと、変化していくのは仕方ありません。ですが、フェイスラインだけは死守すること。なぜなら、フェイスラインは「老け」によるだらしなさが一番出やすいところだからです。ほかの部分をいくらケアしていても、たるんだアゴは、それらを一気に台無しにしてしまうほど、老け感を強調してしまいます。

裏を返せば、顔周りさえすっきりしていれば、ほかは少々だらしなくてもＯＫだということ。多少ふっくらしてもシャープなアゴのラインさえあれば、いつまでも色気がキープされ素敵だなと思わせてくれます。体のラインは多少崩れても、顔周りに緊張感があることが、いっそう色気を感じさせるのかもしれません。

HMdではフェイスラインの緊張感を保つため推奨していることがあります。

①週に1回は自撮りをすること。

②1日1回、たるみ防止のリンパマッサージをすること。

前著『見た目が若いは、武器になる。――一生劣化せず、今すぐ若返る。禁断の8スキル』でも詳しく紹介しましたが、①の自撮りは、自分の顔に対する認識を高めるため。スマートフォンを鼻の高さに合わせ、正面、真横、斜めから撮影しましょう。顔は、体と違ってほんの1ミリ効果が出ただけでも、その微細な変化に気づくことができます。自撮りをすると、自分のコンプレックスにもぶつかるのでショックもありますが、嬉しい変化にもいち早く気づけます。②のリンパマッサージは、P174でご紹介していますので、ぜひ自撮り&リンパマッサージで若返り体験をしてみてください。

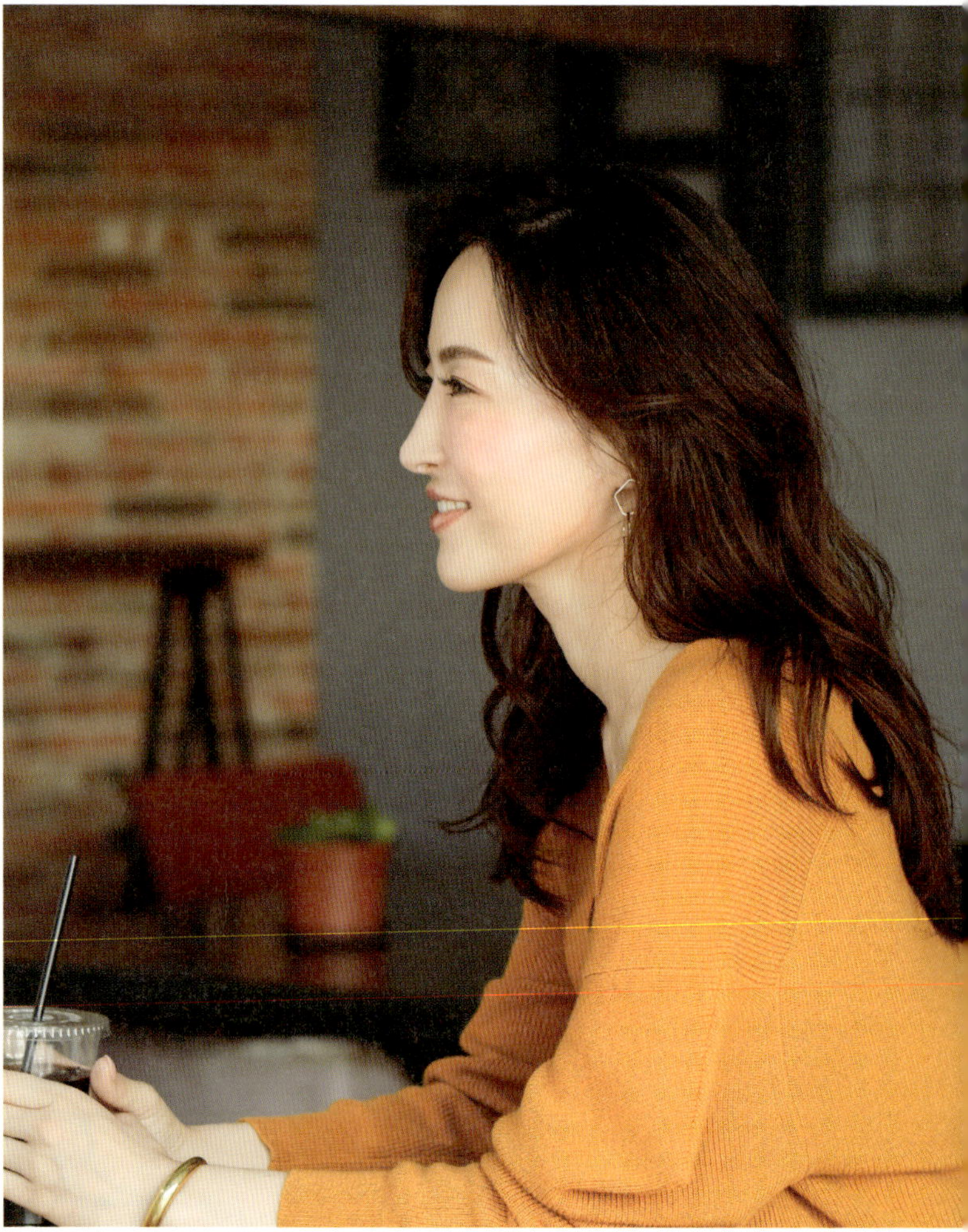

つい見つめたくなる、美しい横顔。年齢とともにボディラインが崩れても、フェイスラインさえ守り抜けば若さは保てる。

PART

[02]

若作りじゃなく、若返る。
メイク＆スキンケア

監修

HMd ビューティーコミュニケーター

戸田さと美

HMd カラーリスト・スキンケアアドバイザー

須恵ありさ

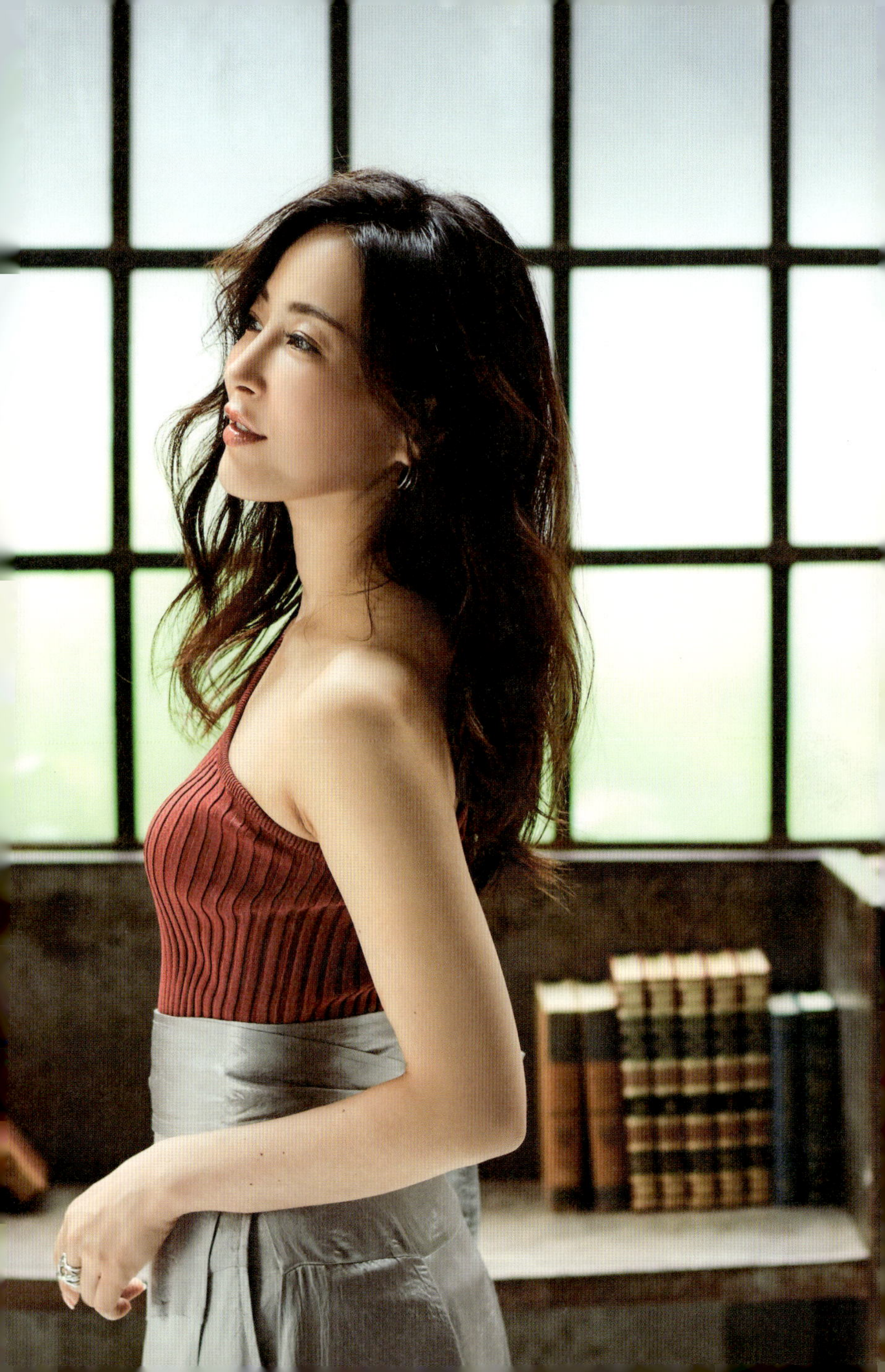

頬に。唇に。のせるべきは、大人のための赤。上気したような艶をまとって。

まるで素肌のような生っぽさ。そこにのせたダークな色にこそ、大人の色気が香ります。ただそれには、計算しつくした仕込みが必要。足し算よりも、引き算が肝心です。

HMdコーチ　戸田さと美

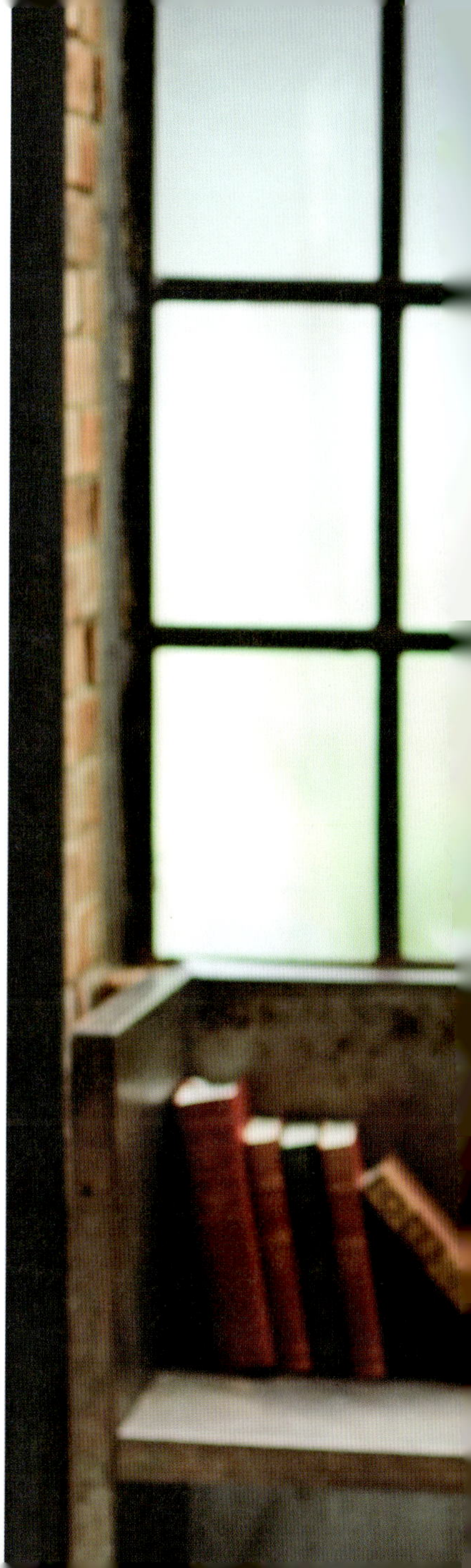

01

大人の女性は33歳で一度メイク改革を入れる

30代初めまでは20代の感覚のままでいられるのですが、体型も肌質も、変化に気づかざるを得ないときが必ずやってきます。それが、33歳。

このときに気づかないふりをして突っ走ってしまうと、35歳で一気に「イタい人」「古い人」になってしまいます。そこで33歳で1回、見た目改革を行いましょう。

メイクの改革のポイントは、なんといっても肌作り。基本、トレンドを取り入れていればよかった20代までとは根本的に考え方を変える必要があります。

まず、肌色。年齢によって肌色は変化します。そのため若い頃のメイクを続けていると、どうしてもちぐはぐに。そこで見直してほしいのが、下地。ピンク、イエロー、ブルー、ベージュなど、自分に合うコントロールカラーをデパートのコスメカウンターで相談してみてください。自分に合った色を仕込めば、ファンデーションは好みで選んでかまいません。パール入り下地で光を入れるといっそう効果的です。次に、「血色」「陰影」を加えますが、これは後ほど詳しく。質感は、ツヤ肌の流行が続いていますが、あまりにもテカテカとした肌は大人の奥行きを感じられません。ツヤ肌にしたらリップはマットにするなど、ツヤとマットのバランスをとりましょう。

こうしたエッセンスは、アイテムを更新していれば自然と取り入れられるのですが、若い頃とメイクが同じになってしまう人は、デパートのコスメカウンターに行く習慣が少ないようです。**せっかく最新の情報やアドバイスがもらえるのですから、3ヶ月に1回はカウンターで、美容部員さんに新製品の使い方や見せ方を教わりましょう。**ネットでぱっと買ってしまう方も多いのですが、「きれいを楽しむ」ことは若さに直結しますから、楽しみのひとつとして気軽に行ってみてください。

こうして33歳頃から準備をしていくと、35歳になったときには外面的な面は習慣化され、そのあとは大きなリニューアルをしなくても大丈夫。その分、内面を育てていく余裕が持て、40代になったときに品格、そして色気が生まれるのです。

02

「自分の赤リップ」を1本持ってほしい理由

リップは、ふだんどんな色を使っていますか？　デイリーに使うのはベージュ系のピンクやコーラル系という方も多いと思いますが、若返りを狙うなら、ぜひ、ふだん使いのできる赤リップを1本持つようにしてください。

赤リップというと鮮やかな真っ赤が思い浮かび、シーンを選ぶということで敬遠する方もいますが、あの赤は使いこなすのが難しい特別な色。使い方を間違えると「媚び」が感じられる品のない赤になってしまいます。

そこでおすすめしたいのは、**ちょっと黄みの入ったレンガ色に近い赤。**この赤こそ、大人のための色と言っていいでしょう。こなれた色なので日常使いもできますし、仕事のシーンでも落ち着いた大人の信頼感を演出できます。

顔色との相性では、イエローベースの方にはもちろんぴったりですが、ブルーベ

静脈の赤を仕込むリップ

ースの方も、レンガ色を基準に幅を広げて、ぜひ「自分の赤」を見つけましょう。

メイクもファッションと同じく曖昧な部分、つまりメイクなのか火照《ほて》っているのかわからないくらいのところが色気につながります。この赤は**血色に近い色、それも動脈の鮮紅色ではなく、静脈のちょっとダークな血色なのでいかにも「つけてます」といった感じにはならず、大人の色気を感じさせるのです。**ピンクやオレンジを使いたいときも、唇の内側だけにこの赤を仕込み、周りだけに好きな色を使うと、体の内側へのつながりができて、深みが出ます。

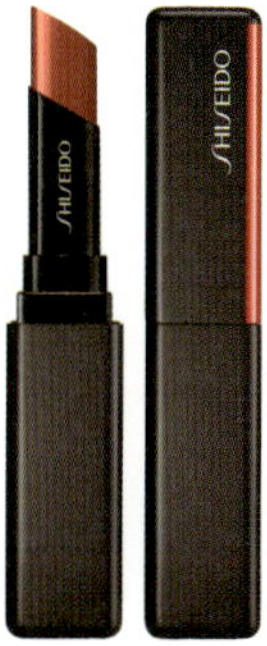

"和"を思わせる深みのある赤。軽い触感で、美しい仕上がりが長時間続く。資生堂インターナショナル／SHISEIDO ヴィジョナリージェル リップスティック 223 Shizuka Red ¥3,600

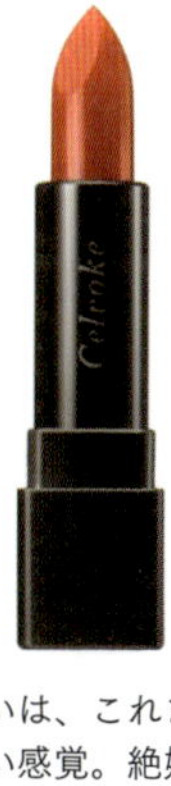

密着感と潤いは、これまでのコスメにない新しい感覚。絶妙なテラコッタ色は大人にこそ使いこなせるカラー。セルヴォーク／ディグニファイド リップス 09：テラコッタ ¥3,200

03

大人のチークは血色と奥行きを、仕込む

顔色を明るくするために、チークはピンクやオレンジなどのクリアな色を選ぶ方が多いようです。若い女子には、真っ赤な血色チークが大流行しましたね。血色を仕込むのは間違いではありませんが、入れ方や色選びは言うまでもなく若い子と同じではNG。大人の血色チークは、横顔を美しく見せることを狙います。

色は、赤リップと同じくレンガ色をセレクト。これを、横顔が美しく見える位置に伸ばします（詳しくはP57参照）。**横を向いたときにこの部分に赤みが入っていると、上気したような艶っぽさが出て、なんともいえない大人の色気になるのです。**

頬にベージュやピンクのチークを塗ったあとに、この暗めのチークを重ねる「ダブルチーク」というワザで奥行きを出すのもおすすめ。ただ単に明るい色をのせるのではなく、その前に血色を仕込むのが、大人のメイクの基本なのです。

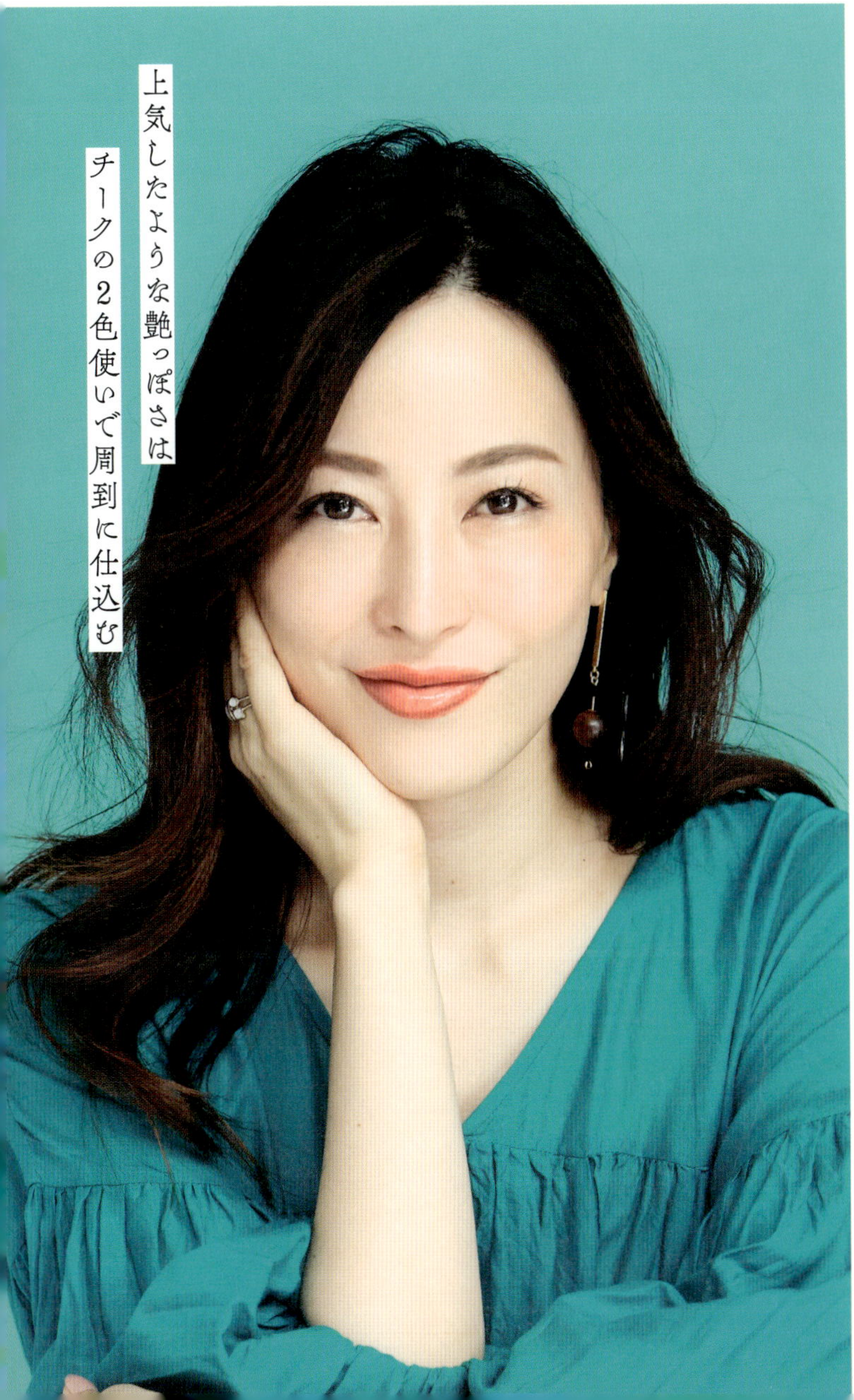
上気したような艶っぽさは
チークの2色使いで周到に仕込む

04

そろそろ陰影メイクをマスターしたい

大人の色気メイクで、もっともポイントになるのは自然な素肌感、そして光と影の取り入れ方です。人が一番美しく見えるのは、その人が持って生まれた素材を最大限生かしたとき。その人の自然な素肌感が感じられる状態がベストです。

では、美しい素肌感はどのように作ればいいでしょうか。基本は、**①土台としてできるだけムラのない、フラットな肌の状態を作る。②土台に陰影を足す。**という二つの手順で作っていきます。

［ステップ1］フラットな肌の状態を作る

大人になると、シミを隠したり肌を明るく見せたいということで、ファンデーションが厚塗りになりがちですが、それは、素肌感という意味で逆効果。歳を重ねれば重ねるほど薄く均等につけるようにしましょう。シミなど気になるところは部分的にコンシーラーを。大人は顔の中に凹凹ができて影が増えてきますがこれもコンシーラーで消し、できるだけフラットな状態にします（詳しくはP56参照）。

色選びも重要です。明るいものを選ぶ方が多いのですが、あえてワントーン落としたものを選んで。「私、こんなに黒い？」と感じるくらいでOK。そのほうが肌はきれいに見えます。

［ステップ2］陰影を足す

フラットな状態を作り込んだら、肌の高く見せたいところ、明るく見せたいところをハイライトでコントロールしていきます。目や口は最初に目がいくところなので、しっかり影を払ってあげましょう。**目の下の「魔の三角地帯」、口の周り、「マリオネットライン」など、顔の影の部分にハイライトを入れると、レフ板効果で美しく見えます。**そして仕上げに、余計な油分をスポンジで押さえるのを忘れずに。土台ができたら、ルーセントパウダーをのせ、崩れを防ぎます。

✔ 陰影コンシーラーの入れ方

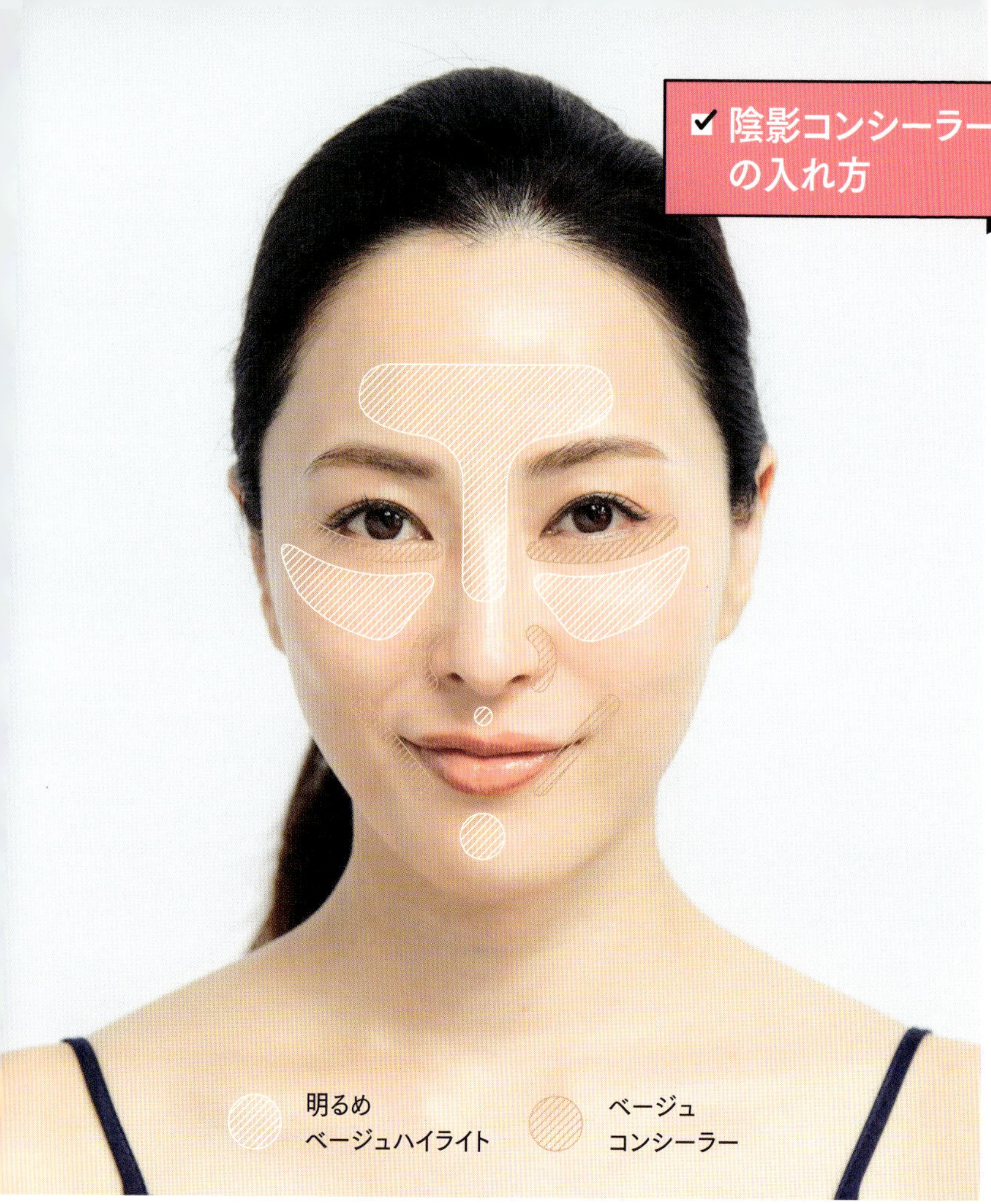

明るめ
ベージュハイライト
ベージュ
コンシーラー

まず、ベージュ系コンシーラーでくすみを消す。口のはしからほうれい線をまたぐように入れると引き上げ効果が。目の下は目尻に向かって斜め上方向、小鼻の横も忘れずに。

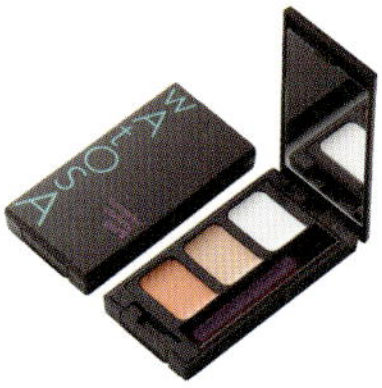

ハイライトは高く見せたいTゾーンと頬にのせ、鼻は鼻先まで長く伸ばさない。ワトゥサ／スーパーカヴァー・ファンデーションポッツ（¥3,200）は、透明感とカバー力を両立した優秀コスメ。

✔ 血色チークの仕込み方

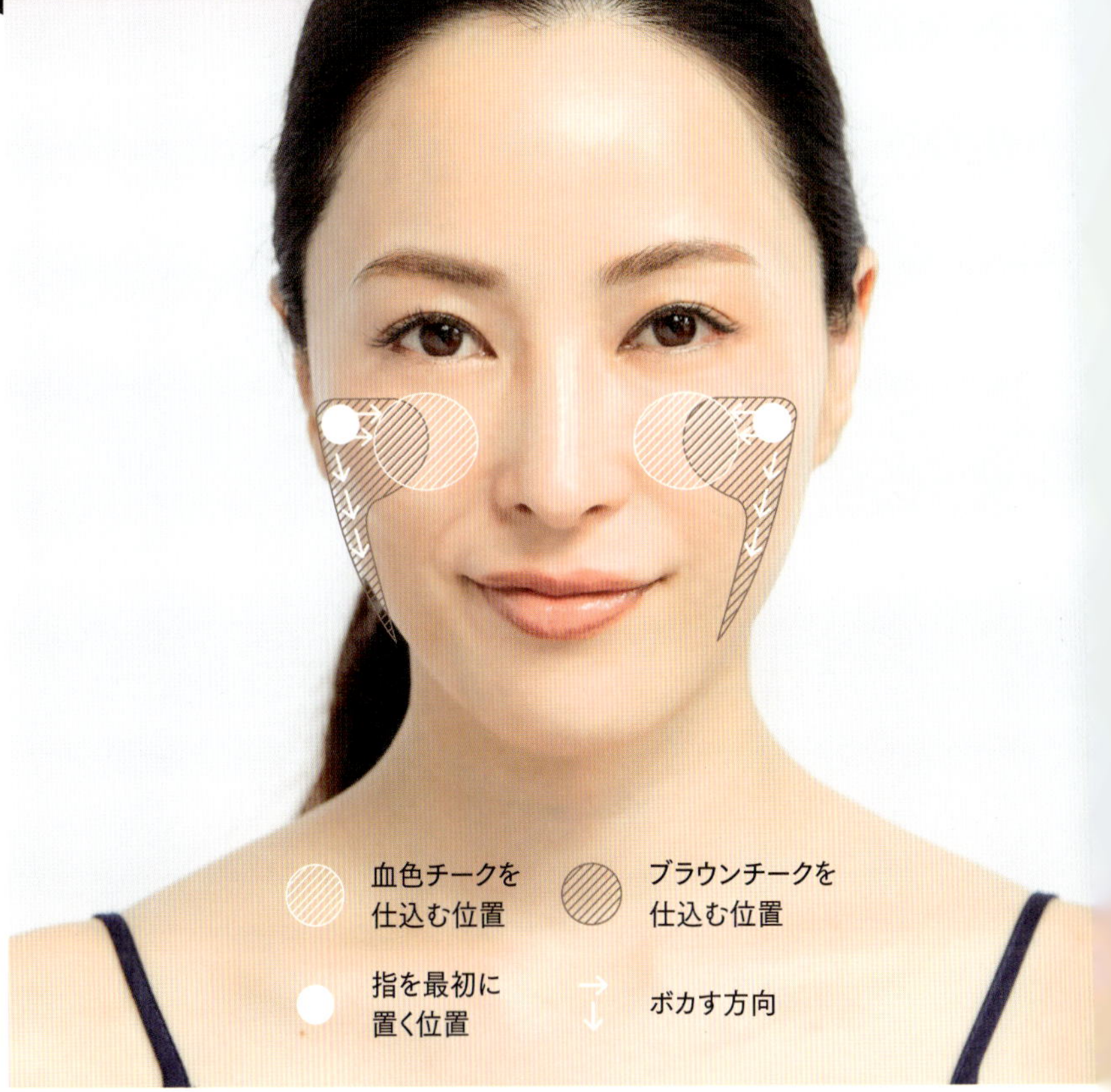
血色チークを
仕込む位置
ブラウンチークを
仕込む位置
指を最初に
置く位置
ボカす方向

まず（上の図で白の斜線の部分）血色チークTHREE／エピック ミニ ダッシュ 07（¥3,000）をポンポンとぼかす。

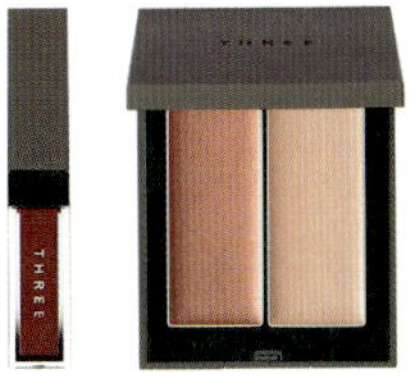

その上からブラウンチーク（THREE／シマリング グロー デュオ 01［¥4,500］の左の色）を重ねる。頬の一番高いところより少し耳側にのせ、顔の中央方向と、もみあげに沿って下側に伸ばす。

05

ゴールドフィンガーで「たるみ上げ」が叶う、秘密のファンデの塗り方

ファンデーションで一番大切なのは、「どれを選ぶか」より「どう塗るか」。塗り方しだいで崩れなくなるだけでなく、マイナス数歳のたるみ上げまで叶います。

顔の下がりの原因は顔筋の衰えですが、筋肉はリンパを流すだけでぐっと上がるので、塗るときに同時にリンパマッサージも行うのがその秘訣です。顔の5点にファンデを置いたら、ちょうどいい圧で伸ばせる中指と薬指の第二関節の部分、通称「ゴールドフィンガー」を使い、リンパの流れに沿って、必ず内側から外側へ放射状に伸ばしていきます。そして**塗ったあとに必ず、清潔なスポンジでポンポンポンとリンパに沿ってパッティングし、余分な油分をオフしてください。**これだけで顔がピッと上がりますし、ツヤも出て崩れにくくなります。最後に手のひらで顔全体をプッシングして終了です。決して塗りっぱなしにしないことを心がけてください。

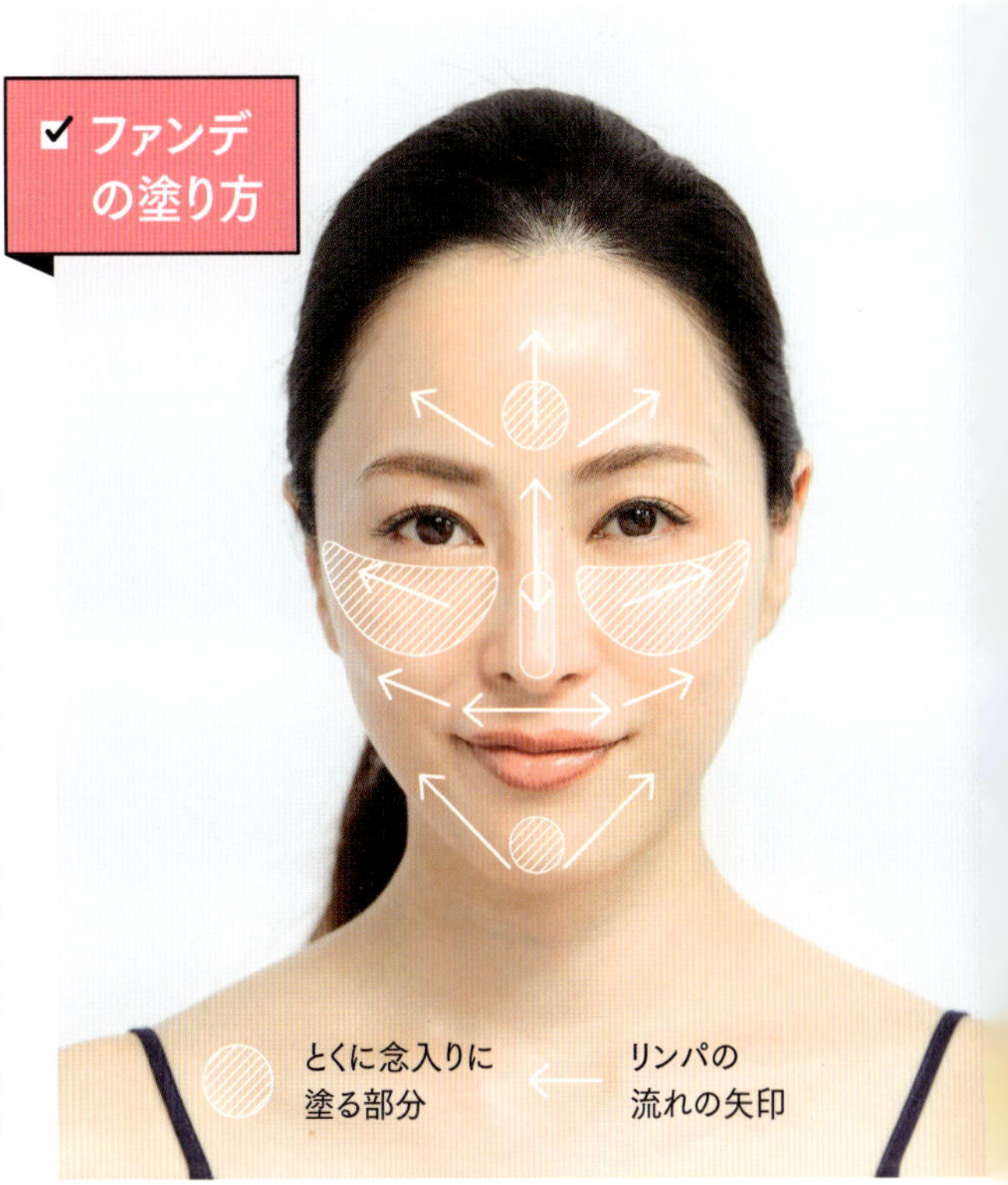
ファンデ
の塗り方
とくに念入りに
塗る部分
リンパの
流れの矢印

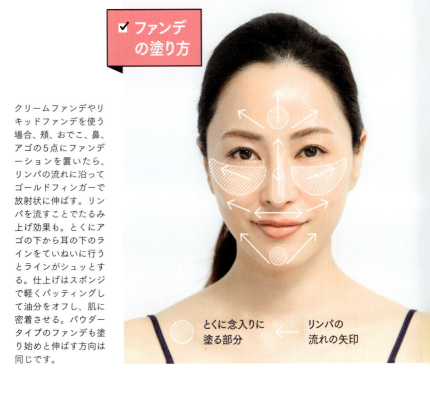

クリームファンデやリキッドファンデを使う場合、頬、おでこ、鼻、アゴの5点にファンデーションを置いたら、リンパの流れに沿ってゴールドフィンガーで放射状に伸ばす。リンパを流すことでたるみ上げ効果も。とくにアゴの下から耳の下のラインをていねいに行うとラインがシュッとする。仕上げはスポンジで軽くパッティングして油分をオフし、肌に密着させる。パウダータイプのファンデも塗り始めと伸ばす方向は同じです。

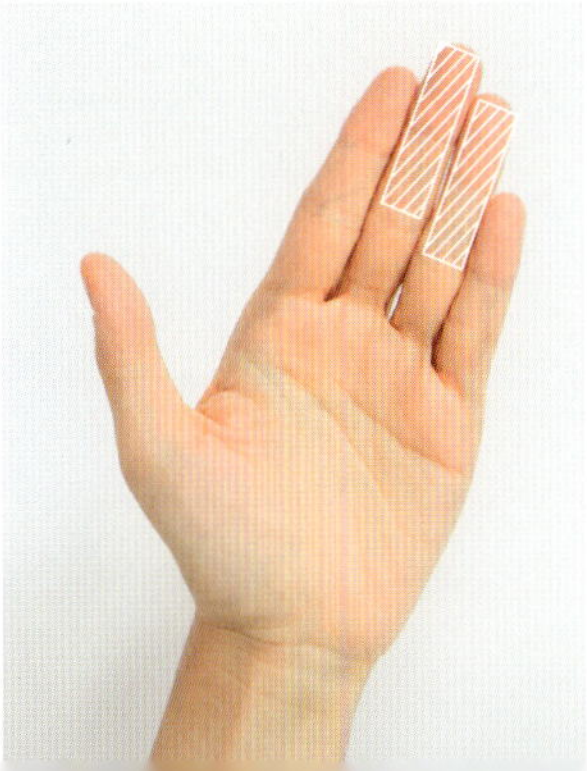

2本のゴールドフィンガー

中指と薬指の第一関節と第二関節にかけて全体的に使う。メイクの仕上がりに欠かせない「ゴールドフィンガー」。人差し指ほど力が入りすぎず、ちょうどいい圧でファンデーションを伸ばせる。

06

若返りスキンケア「出入り口の法則」

スキンケアというと、「もっといいものはどれ?」「もっとやるべきことは何?」と、プラスする方向ばかりを考えてしまいがち。でも、人の体は、出すものと入れるもののバランスをとり、しっかりと循環させていくことで整っていきます。

それは、お肌も同じ。「出入り口」という言葉が表す通り、まずは出すことが先決。正しく出さなければ必要なものが入ってこないので、どんなに高価なクリームやパックを使ってもドブに捨てているのと同じです。歳を重ねると肌の代謝が落

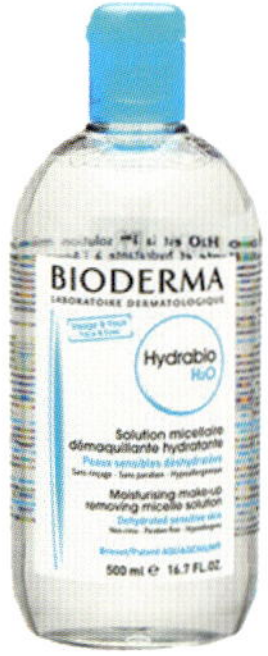

肌バランスを崩さないクレンジング

必要なものまで落としてしまうダブル洗顔は今すぐストップ! 保湿ケアしながらメイクオフできるクレンジングウォーター。NAOS JAPAN／ビオデルマ イドラビオ エイチツーオー ¥2,300

ち、落とすべきものが長く肌にのっていることでシミの原因にもなりますから、いっそう出すことに意識を向けましょう。つまり、肌にのせたものや丸1日分の分泌物を1日の終わりに正しくオフすることが、美肌作りのスタート。ところが、ここで間違った思い込みをしている方が多く、美肌どころか、肌トラブルの原因を作ってしまっているケースがとても多いのです。

もっとも大きな間違いは、「落としすぎ」。肌に必要なものまでごっそりと落としすぎることが、実は肌にとって最大のダメージに。本来、人の体は「恒常性《こうじょうせい》」といって、たとえ環境が変わっても健康な状態をキープできるよう、自然の調整機能が備わっています。それが、強力なクレンジングや洗顔料を使うことで肌が丸裸の状態になる→乾燥する→乾燥した肌を守るために分泌物が増える→さらに洗う……と、調整機能が働かない悪循環にハマってしまっている人が大半なのです。

残すべきものは残し、落とすべきものは落とす、正しいオフの仕方を見直していきましょう。

07

洗い上がり「キュッ、キュッ」の罠。落としすぎない勇気を持つ

メイクなどの油性汚れは油性のクレンジング剤で。ほこり、垢といった水溶性のものは洗顔料で。という具合に、「ダブル洗顔」が常識だった時代もありました。

美肌をめざすならまずは何を塗るかより、どのクレンジングを選ぶか。たとえばミネラルオイルが主成分の鉱物油系オイルクレンジングは石油から作られているコスメと仲良しで、合わせると手をつないでスルンと落ちていきます。しかし、**人間がもともと持っている油分とまったく性質が違うので、落としきれずに肌に残ったものが毛穴にたまり、酸化して肌トラブルの原因に。**

体に入れる油同様、酸化した油は肌を錆びさせ、トラブルを招きやすくなります。そこへさらに洗顔料を使って洗ってしまうと肌に必要な皮脂までが完全に落ちてしまいます。よく「洗い上がりがキュッキュッとしていないと気持ち悪い」という方

が多いですが、これはまさにこの状態で、本来の肌にない状態です。

肌に必要なものとは、水分、皮脂、そして毛穴や角質層に存在する常在菌。これらがバランスよく存在することで、皮膚のバリア機能が保たれ、トラブルを防いでくれているのです。つまり、過度な洗顔はわざわざ肌を弱めているのと同じ。

中でも基本となるのは水分です。夕方、肌がテカってくるのは、「水が足りない！危険！」と肌が必死に油を出して水分を保とうとしている、お肌の叫びなのです。

皮膚の水分は、日焼け防止にも役立っています。干物と生魚なら、干物のほうがよく焼けますよね。皮膚も同じで、水分が足りないと紫外線の影響を受けやすくなりますし、代謝を遅らせてシミの原因になります。そこで日焼けのケアは、日焼け後だけでなく、日焼けする予定の前日に水分を肌に入れ込むケアが有効です。

最近では油分の入っていない「水クレンジング」も注目されています。**水に近い成分のクレンジングウォーターをコットンに含ませて拭き取るだけでOK。**たとえばP60で紹介した、ビオデルマなど。少しぬるっとした落としすぎない状態が正常です。ぜひ、洗いすぎない勇気を持ってください。

08

季節の変わり目にも負けない「最強の保湿クリーム」とは

敏感肌で悩んでいる、という方は本当に多いです。日本は湿度が高い国ですし、水も軟水で刺激が少ないですから、本来なら「私の肌は完璧です」という人がもっと多くてもいいはず。それなのに肌に悩みを抱えているのは、食べ物やストレス、あるいは花粉などの環境の影響もありますが、先ほども言ったように「洗いすぎ」「余計なものを使いすぎ」も大きな原因となっています。

季節の変わり目に必ず肌にトラブルが起こる、というのもそう。肌本来の機能が働いていれば、肌は、季節の変化に合わせて一定の状態をキープしようと（恒常性）、今日は皮脂を多めに出そうとか、肌のターンオーバーを促進しようなどと調整してくれます。それができないのは、水分と皮脂のバランスが崩れているため常在菌がうまく働けず、肌のバリア機能が弱っているからです。

お肌がテカってくると、せっせとあぶらとり紙でとってしまう方もいるのですが、そもそも皮脂は自分の体が作っているものですから、もっとも体に害のない、天然の〝最強保湿クリーム〟。水分を保つだけでなく、外からの刺激を跳ね返すなどの大切な役割を果たしていますから、とりすぎは絶対にNGです。

さらに、**その皮脂を餌とする常在菌が、肌に潤いを与えるグリセリンを産生したり、肌を弱酸性に保ってくれています**（俗にいう弱酸性バリアですね）。

また、皮脂には自浄作用があります。自然の代謝機能として、毛穴に余計なものが詰まったときも、皮脂となじませて外に押し出してくれるのです。ところが皮脂膜の力が弱いと押し出せなくなり、毛穴の中で酸化が起こって、炎症などのトラブルを招いてしまいます。

つまり、年齢を重ねて保湿力が弱まった肌には、いっそう皮脂や常在菌の力が必要だということ。水分、皮脂、常在菌のバランスが整ってくると、手をかけなくてもよい状態が保てるようになります。自分の肌に備わった力を信じて引き出すことが、年齢に負けない肌を作るためのコツのひとつなのです。

09

正しく落とせば、あとは「水」と「油」だけでいい

スキンケアの基本は、実はとてもシンプル。**①余計な汚れや刺激物を落とし、②水をたっぷり入れて、③油でフタをする。この3工程だけです。**①「落とす」については先ほどお話ししたので、②水、③油の工程について見ていきましょう。

よく知られているように、成人の体は約60％が水分。ですから、水が不足するとあらゆる機能がうまく働かなくなります。お腹を壊したときや熱中症で起こる脱水症状が怖いのは、脳や内臓といった臓器さえ動かなくなってしまうから。皮膚ももちろんそうで、水分が足りないといろいろな不具合が起きてきます。

まず、代謝の遅れ。肌が生まれ変わるのが遅くなってシミやシワ、つまり、老化を促進します。さらに、脂性肌になったり、部分的に脂が浮きやすくなります。水分や皮脂膜が全体に行き渡っていればこのようなことはないのですが、肌は、足り

ない水分を保持しようと、脂腺が発達している箇所から「最強の保湿クリーム＝皮脂」をがんばって出すために、オイリーになっていくのです。

ですから、ウォータークレンジングで汚れをオフしたらすぐに化粧水で水分を補う必要がありますが、肌はそもそも外部の刺激や病原菌から人体を守る働きをしているので、外から何か入れようとしても簡単には浸透しないようになっています。そこで、化粧品会社が「保湿」を大きなテーマとして製品開発にしのぎを削っているのです。

では実際、どんな化粧水をどのように使うのが肌にとってベストなのか。それは、**「余計な添加物が入っていない、質のよいものを適量」**。これに尽きます。

添加物は肌に蓄積し、後々悪さをしていきますので、できるだけ水に近く、肌の下0・2㎜の角質層を潤すことが基本。その上で、ヒアルロン酸入りなど、水分を保持してくれる効果が期待できるものを選ぶとよいでしょう。

人気の高いオールインワンのものや、乳液で終わらせることはあまりおすすめしません。本来、水と油は混ざらないので乳化剤など余計な添加物が加えられていますし、「フタをする」機能が弱いのです。また、高価なエイジングケア化粧水にはとろみのついたものがよくありますが、あれは、テクスチャーをとろっとさせているだけでそれ自体にはあまり浸透の効果はありません。

最後に、「③油でフタをする」の工程です。水分を与えたら、蒸発を防ぐため、油でしっかりとフタをしていきます。このとき、べったりと肌に残るものがよいと思っている方がいますが、長時間肌の上に脂が残るとやはり酸化しますので、なじみのよいものを選ぶことが大切。**皮脂に近いスクワランや馬油、ホホバオイルなどが人の肌になじみのよい油とされており、負担が少なく、保湿効果が高いでしょう。**

ベタつきが苦手で乳液で済ます方もいますが、先ほども言ったように、乳液は製造工程上、乳化剤などの添加物がどうしても含まれる上に、フタの効果が弱くなります。クリームでもなじみのよいものはベタつかないので、フィニッシュは必ずクリームで行なうのがおすすめです。

この3工程をベースに、美容液でたとえばビタミンCプラセンタなど、人によって必要なスペシャルケアを足していけば、大人のスキンケアは万全です。

PART

[03]

中身から時間を巻き戻す、インナービューティ食

監修

HMd 管理栄養士
岩根沙恵子

01

1週間、まずは口に入れたものすべてを写真に撮ってみる

メイク、ヘアスタイル、ファッション……若返りのために見た目でできることはたくさんありますが、それだけでは体力面で心もとないですよね。

そう、体自体が健康でうまく循環していなければ真の若さは手に入りません。その根本にあるのが食生活。ただし、だからといって、「○○がいいと聞いたから積極的に摂るようにしよう」「炭水化物を抜いてダイエットしよう」など、何かひとつの方法に飛びつくのは考えもの。その方法があなたの体や生活に本当に合っているかどうかはわからないからです。

そこでまずは1週間、口に入れたものをすべて写真に撮ってみましょう。食事だけでなく、仕事中に口にしたチョコレートやスナックなどの間食、出先の自販機で買った飲み物、会食で飲んだお酒、おつまみもすべてです。スマホの写真アプリで、

一覧で見られるようにするとよいでしょう。

そして自分は、何を、どんな風に、いつ、食べたり飲んだりしているか、客観的に見てみてください。そうして初めて、自分に足りないもの、多すぎるもの、食べたり飲んだりする回数、時間といった「私の食べ方」に気づきが得られるのです。

ＨＭｄに来られるクライアントさんにはこれを４ヶ月間やってもらいますが、最初の１ヶ月が経って振り返ると「甘いものは控えているつもりだったけど、チョコ１、２粒は毎日食べていた」「ほとんど炭水化物ばかりだった」など、それぞれに気づきが発見できます。その上で栄養についての知識をお伝えすると、「お酒は週２回にしてみよう」とか「食物繊維を増やそう」など、自分でやるべきことが発見できるのです。

ちなみに、女性は体脂肪率が18〜28％、男性は10〜20％が理想値。その範囲外の方は何かひとつ自分に必要な目標を作って実行しましょう。コツは、ハードルをできるだけ低くすること。それでも１ヶ月続ければ変化が実感できます。体が変わると、次の目標へのやる気が自然にわいてきます。あなたは、何を目標にしますか？

02

一番大切なのは「何を食べるか」以上に、「いつ食べるか」

食事法というと、「何を食べ、何をやめるか」ということに頭がいきがちですが、実はそれ以上に大切なのが「いつ食べるか」。

ＨＭｄでもっとも重視しているのがこの「八藤式8時間食事法」で、代表の八藤が若く見える最大の理由がこれです。

難しいことは何もなし。**1日で何かを口にする時間を、昼の12時から夜の8時の間に収めればよいだけ。メインの食事を1日3食から2食にするイメージですね。**この8時間の間なら、間食や炭水化物、油物も（量と質に多少気を配りつつ）ＯＫです。

人の体は、1日24時間周期の代謝のリズムを持っています。それに合わせ、1日を朝昼夜の3つに分けて、各時間帯で得意とする代謝が十分に行われるようにする、これが八藤式8時間食事法の考え方です。

具体的には、朝（4：00～12：00）は「排泄と代謝」、昼（12：00～20：00）は「食事」、夜（20：00～4：00）は「吸収」が行われる時間帯。朝食や夜中のラーメンを食べるとこのリズムが狂い、内臓に負担がかかるのでなるべく避ける、というわけです。

ただ、どうしても夜中に何か口に入れたいときもありますよね。ですから、1週間のうち「5勝2敗で勝ち越し」くらいの気持ちで取り組むといいでしょう。負けた日は、次の日の食事でリカバリー。これが習慣になると、体が必ず変わってきます。

八藤式8時間食事法で、消化吸収の効率を上げる

体は、吸収と排泄を同時にできない。1日を3つの時間帯に分け、各時間ごとに機能集中させることで、内臓に負担をかけず、無理なく代謝を行う。8時間の区切りは個人の生活時間に合わせてOK。

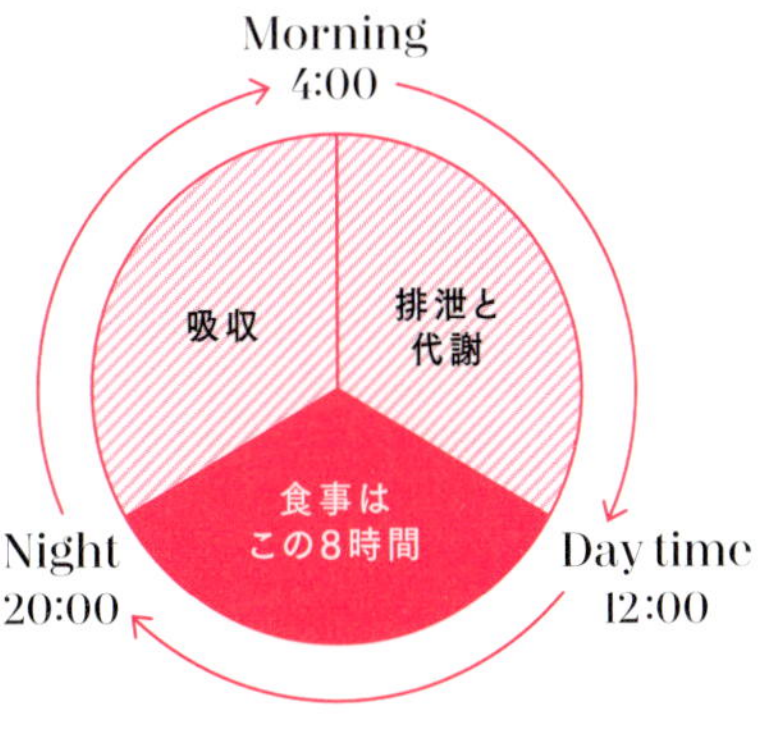

03

朝食はフルーツ一択。ただし、なんでもいいわけではない

八藤式8時間食事法では、朝は排泄に向く時間。そこで起きたらまず水を飲み、老廃物の排出を促します。５００mlを目標に少しずつ飲みましょう。朝食はフルーツのみにし、お昼までは無理に栄養を摂らず、疲れた胃を休めます。

「たっぷり朝食が1日の活力なんです！」「絶対無理です！」という方もいるのですが、現代人は総じて食べすぎです。成長期など3食しっかり必要なときもありますが、大人は朝から多量のエネルギーを摂る必要はありません。むしろ、朝食をフルーツのみにすることで昼と夜はセーブしなくて済むので、食事をもっと楽しめるようになります。

フルーツの種類は**りんご、プラム、チェリー、ブルーベリーなど、皮まで食べられる果物がおすすめです。皮には栄養が豊富に含まれていて、丸ごと食べると完全**

栄養食に。 たとえばキウイは、食物繊維やビタミン、ミネラル類がほかのフルーツに比べてずば抜けて豊富で、ぜひ皮ごと食べてほしい果物。皮ごと？ と驚かれるかもしれませんが、産地のニュージーランドでは皮も食べるのが普通です。日本人はなんでも剥いてしまいますが、栄養的には非常にもったいないので、皮が気になるときは切り方を工夫してみてください。たとえば、りんごは縦ではなく、真横に二つに切ります。すると切り口の芯の部分が星のような形になるのでこれを「スターカット」といいますが、こうすると皮が気にならず食べやすいですし、芯ぎりぎりのところまで食べられて一番栄養価が高くなります。皮に残っている農薬が気になる方は、残留農薬を除去する力があるとされる、ホタテパウダーで洗うとよいでしょう。

一方、朝摂っていただきたくないフルーツもあります。それは、パイナップル、マンゴーなど。南国系のフルーツは体を冷やす作用があるので、スムーズな代謝のために寒い時期は避けるのがベター。ほかのフルーツも、なるべく冷やさず、常温に近い形で食べてください。

04

実はタンパク質は、食事だけで到底補えない

タンパク質は、脂質、炭水化物と並ぶ三大栄養素のひとつ。エネルギーとなるだけでなく、臓器、筋肉、皮膚、髪など、人体を形作るすべての細胞の材料となる、人が生きていくのになくてはならない栄養素です。それはすなわち、若々しい体や見た目に直結するということ。足りなくなると老化を加速してしまいます。

ところが、ほかの二つの栄養素と比べ、日本人はタンパク質の摂取量が圧倒的に不足している人が多いです。これまで、ＨＭｄに来られたクライアントさんで、「この人は十分タンパク質が摂れている」という方は一人もいませんでした。

タンパク質の１日の推奨摂取量は、体重１kgに対して１・２〜１・５ｇとされ、たとえば体重50kgの人なら、60〜75ｇ。そう聞くと意外と少ないと感じられるかもしれません。しかし、良質なタンパク質としてよく例に出される鶏のササミでいう

と、100gのうちタンパク質は25gしか含まれないので、ササミだけで必要量を摂ろうと思ったら300g食べる必要があります。今、大人気の「いきなり！ステーキ」なら、200gサイズでようやく1日の必要量の3分の1。卵なら、1個に含まれるタンパク質は6gですから、10個以上食べなくてはならない、という具合です。

その上、**タンパク質は一気にたくさん食べて体にためておく、ということができません。一度に消化できるのは30g程度。ですから、毎度の食事でできるだけ摂る必要があるのです。**

ここで、初めにやった、1週間に口にしたものをすべて撮影した写真を見てください。ふだんどれだけタンパク質が足りていないかがよくわかっていただけると思います。

効果的な摂り方は？

では、タンパク質を必要な量しっかり摂るには、どうしたらよいでしょうか。

昼も夜も、メニューを選ぶときはまずタンパク質から組み立てましょう。肉、魚をメインに、大豆や卵などを足していき、さらにバランスを考え、野菜を豊富に摂るようにします。肉や魚は、できるだけ未加工に近いもの、たとえば、魚ならお刺身などにしていただくと、さらによいタンパク源になります。

間食が必要な方は、おすすめはゆで卵。コンビニでどこでも手に入りますので手軽ですし、持ち運びもできてちょっと食べたいときにとても便利です。

ただ、ここまで意識しても、毎回毎回食事でステーキを食べるわけにもいきませんから、必要なタンパク量を食事だけで摂るのは、実際には不可能。

そこで、ＨＭｄのクライアントさんには、プロテインを飲んでいただいています。おすすめは、遺伝子組み換えではない牧草で育った放牧牛（グラスフェッド）のホエイプロテイン。動物性は植物性よりも体への吸収が優れていますし、植物性プロテインのように遺伝子組み換えの心配がありません。左ページでご紹介したものは、完全にオーガニックな飼料で育てられた牛のお乳からできているので、安心です。

プロテインを飲む時間帯は、夜がベスト。先ほどもお話ししたように、タンパク

質は体にためておくことができず、女性の場合、摂取して12〜14時間、男性の場合10〜12時間経つと、足りない分、筋肉を分解していってしまいます。筋肉量が減ると基礎代謝量が減り、やせにくい体に。ダイエット中だからといってタンパク質の摂取量まで減らしてしまうと逆効果だということですね。ダイエットのためにも、タンパク質は積極的に摂る必要があるのです。

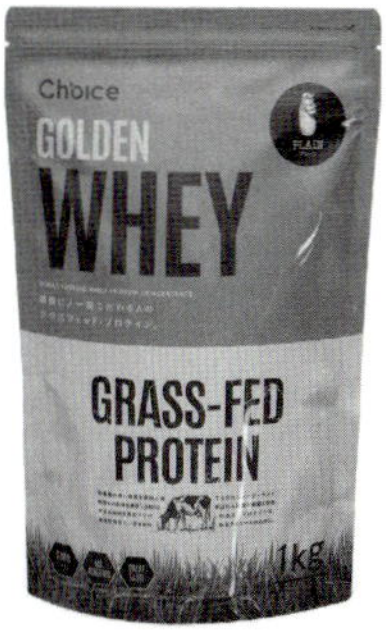

人工甘味料、人工香料、遺伝子組み換え作物不使用で、健康的に放牧されて育った牛から作られた乳清プロテイン。チョイス／ゴールデンホエイ（プレーン） ¥4,148

05

外食は「イタリアン」より「フレンチ」の理由

家での食事なら、栄養や食べ方のコントロールはしやすいですが、私たちの生活では外食の機会が多々あります。1日1食は外食、という方もいらっしゃるのでは？

そこで、外食での上手な食べ方を考えてみましょう。

家で食べるときも同じですが、食事で意識してほしいのは、

- **タンパク質を摂れるかどうか、から考える**
- **小麦、砂糖、化学調味料をなるべく避ける**
- **野菜を多く摂る**

の3つです。これを料理のジャンルに当てはめると、避けてほしい筆頭はイタリアン。ピザ、パスタ、ラザニアといったイタリアンの代表的なメニューには必ず小麦粉が含まれており、避けて食べるのがとても難しいからです。外食するなら、フレ

ンチや和食を。ステーキもＯＫです。あまり加工がされていない、素材の原型に近いものが食べられるメニューがよいでしょう。

和食でも、丼ものだとごはんをたくさん摂りすぎるので、定食にしてごはんは少なめにオーダー。野菜は必ず摂ってほしいので、セットメニューでサラダがついていなかったら必ず別で頼んでください。

食べる順番は、生野菜→スープ→タンパク質→炭水化物。生野菜で酵素を摂り、スープで内臓を温めてからタンパク質を入れ、最後に糖質を少しだけ摂ります。

デザートを食べたいときは、ごはんを減らしたり、付け合わせのポテトを食べないなど、食事で摂る糖質を少なめにコントロール。あまりストイックだとストレスになるので、どこかで調整して甘いものも楽しめばよいのです。

なお、セットメニューにデザートがついているとき、残すともったいないからと無理して食べる必要はありません。店員さんに「デザートはなんですか？」とあらかじめ聞いて、好きなものでなかったら初めから断れば問題なし。

こうして基本の考え方を見つけておけば、外食も我慢せず楽しむことができます。

06

お酒を飲むなら同量の水か白湯とセット、がお約束

毎晩晩酌したり、お酒の席が多いという方もいるでしょう。

お酒はストレス解消になるので、1日の終わりにゆっくり飲んでリラックスしたいという気持ちはわかりますし、たまには飲み会でちょっと羽目を外したいという気持ちもわかります。

でも、お酒はプリン体や糖質の問題があり、若返りという意味でも健康という意味でも、必ずしもおすすめできるものではありません。

ただ、それも飲み方しだい。大人なら、なるべく体にダメージを与えないよう、お酒とよいおつきあいをしていきましょう。

まず考えたいのは、どんなお酒を飲むのがよいか、ということ。「とりあえず、ビール」という方は、大人世代には多いですよね。でもビールはお酒の中でももっ

とも糖質が多いですし、尿酸を増やして痛風を招くとされるプリン体もたくさん含まれています。ですから、どうしてもビールを飲みたい！　という方は、最初の1杯だけビール、にしてみましょう。**そして2杯目からは、ハイボール。これがHMdでおすすめしている飲み方です。**

なぜハイボールなのかというと、ハイボールで使っているウイスキーは蒸留酒なので、糖質がゼロだから。ハイボールはウイスキーを炭酸水やレモンで割るだけなので、お酒の大きな問題である糖質がカットできるのです。焼酎も蒸留酒なのですが、甘いジュースなどで割ってチューハイとして飲むと結局糖質を摂ることになってしまうので、あまりおすすめできません。

日本酒やワインが好きという方も多いと思いますが、それらはいずれも醸造酒なので、糖質という点ではイエローカード。梅酒や甘いカクテルもアウトです。ただ、お酒は楽しむためのものなので、飲みすぎなければOK、としましょう。

お酒の糖質にこだわるのは、実は、お酒の糖質には依存性があるから。とくに空腹で飲んでしまうと、急激に血糖値が上がって興奮状態に陥《おちい》りやすいです。急激に上がったものは必ず急激に下がるので、気持ちが落ちてしまうこともあり、また飲みたくなってしまう人もいるなど、アルコールへの依存度を高めてしまう危険があります。この点からも、糖質の多いお酒はなるべく避けるのがベターです。

以上はお酒の種類についてですが、どんなお酒を飲むにしても、ひとつだけ、絶対に守ってほしいルールがあります。それは、**「1杯目から、お酒と同量の水か白湯《さ》《ゆ》を必ず飲む」ということです。チェイサーとしてお酒と同量飲むことで、アルコールの影響を抑えて酔いにくくなりますし、適度にトイレにも行きたくなるので、アルコールを素早く排出することができます。**お酒が翌日に残らず、爽快に目覚められますので、大人なら嗜《たしな》みとしてぜひ行ってください。

水か白湯なら、白湯のほうがベターです。白湯なら、お腹を温めながら飲めるので、体を冷やして体調不良になるのを避けられます。チェイサーに白湯というのはちょっと珍しいかもしれませんが、居酒屋などではお湯割用のお湯が必ずありますので、店員さんにお願いすれば必ず出してくれます。

この飲み方で、二日酔いにもさようなら。大人のための最強の飲み方です。

PART

[04]

見た目の半分は髪で決まる

監修

HMd ヘアスタイリスト
小林 懸(glams)

01

ロングヘア信仰の罠。最強の若見えヘアは「肩より上」

30～40代向けの女性誌では、最近ショートヘア推しも見られますが、若い頃からずっとロング、もしくはセミロングだと、今さらショートなんて無理！　という方もいますよね。でも、明らかに髪質も量も変わってきますし、もちろん白髪も。ロングでいくことの障壁の数々が立ちはだかります。ではどうしたら……？

ずばり、**若見えヘアは肩より上。**これが正解です。

大人のロングで一番の問題は、毛質が弱って、伸ばそうと思ってもプチプチ切れてしまうこと。よく、毛先だけスカスカになっている方がいますが、とても年齢を感じさせますから、その手前で潔くカットすることです。

肩までの長さでしたら、スタイリングで美容師さんが何よりも重視する〝根元の立ち上げ〟がスムーズに。髪のコシがなくなり、ぺったり感が出た頭頂部にふっく

らと空気を含ませるのも楽になります。

カットもカラーも、ヘアスタイリングの技術はどんどん進化していて、昔の常識とはまったく違います。ですから、「ロングが手放せない」という方も、美容師さんの提案にもっと耳を傾けてみましょう。雰囲気は変えずに、今風の空気感のあるスタイルにバージョンアップすることも、レイヤーカットの技術で可能。かき上げた髪が後ろに流れるときのラインの美しさまで計算したスタイルを作ってくれます。これは、ロングで毛先だけ整えているカットでは絶対に出せません。ぜひ短めにトライしてみては？　ただ、思い切ったスタイルチェンジをするときは、同じヘアサロンに何回か通って、自分の好みや毛質、毛の生え方などを知ってもらい、互いに信頼感を築いてからのほうが安心です。

なお、それでもロングがいい、という方は、月イチでサロントリートメントをぜひ行なってください。髪を内部から修復してくれる、進化したトリートメントは、ホームケアとは段違い。そこはプロの手を借りましょう。髪は若見えの攻め所。最新技術のキャッチアップがマストです。

02

白髪が気になる大人のカラーリングの正解は「8トーンでマット系」

普通、全体をカラーリングしたら、次回からは、伸びた部分だけを染めるリタッチを行います。ですがこのとき、新しく伸びた部分だけでなく、すでに染めてある部分にも、少し重ねてカラー剤を塗布することになりますね。これを繰り返すと、重なった部分が色を吸収しすぎ、コールタールのように重く、くすんだ状態に。ツヤがなくなり、老け見えの原因になります。これを防ぐため、あえて明るめのカラーにしていきましょう。もちろん、暗めのほうが白髪はしっかり染まるのですが、新しく生えてきた白髪とのコントラストが強くなってまた濃く染めなくてはならず、悪循環になるからです。**具体的には、8トーン以上の明るさを目安に。**トーンとは、ヘアカラーの明るさの単位で、数が大きくなるほど明るくなります。一般的に、6~11トーンくらいの色が使われ、7トーンまでは自毛に近い色ですので、それ以上の明るさがよいでしょう。**明るいカラーに移行する時期は、ところどころハイライトを入れ、新しく生えてきた白髪**とのコントラストを抑えながら、徐々に変えていきます。こんなテクニックが使えるのも、白髪で自毛が明るくなったおかげですから、ぜひ楽しむ方向で考えて。色味は、赤系、黄色系は、大人がやると安っぽく見え、痛みも強調してしまうので、マット（グリーンを入れて赤みを抑えたカラー）を。マットなら、茶髪には見えずに上品に明るく仕上がります。

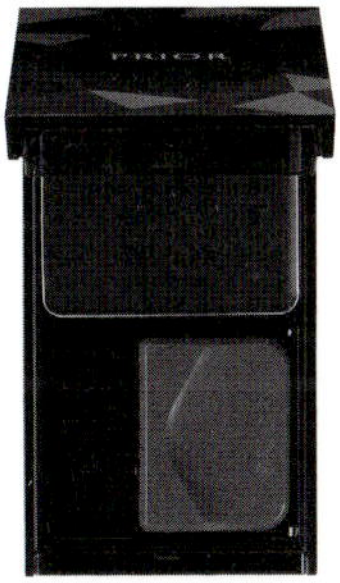

付属のブラシでひと塗りするだけで、白髪を一瞬でカバー！　外出先でも気軽に使えるので便利。
資生堂／プリオール ヘア ファンデーション　¥1,500

03

ぱっくり分け目にさよなら。「ふくよか髪」を作るドライヤー法

女性の髪は、ツヤが命。でも、ツヤの考え方も、ひと昔前とはだいぶ変わってきています。かつては、髪の表面がぴったりと平面的に整ったツヤが美しいとされていました。そのため、カットであまり段を入れず、ワンレングスにして、スタイリング剤やトリートメントといった重めの油分で髪をコーティングして、ツヤを出していたわけです。

今ももちろんツヤは大事ですが、**今の主流は、昔と違っていわば「ドライなツヤ」。ていねいにブローすることで出てくる、空気感を含んだ、動きのある自然な美しいツヤがよいとされています。**これは表面のカットで動きを出したり、ブローで空気を含ませるなど、まさにスタイリストさんのテクニックの賜物《たまもの》。

ところが、若い方はともかく、歳を重ねた私たちは、この空気感を含んだドライ

なツヤがかなり苦手です。なぜなら、髪に段を入れるのに慣れていなかったり、カットもワンパターンになっているために、髪の動きを出すという感覚がそもそもよくわからないから。また、空気感をまとわせるブローの仕方なども知らないので、ヘアサロンの仕上がりが自分で再現できない、という問題もあります。

それに、「空気感をまとったツヤ」というのは、アラフォー以上の女性には物理的にハードルが高くなる面も。髪自体がパサついたり、やっかいなうねりが出てきてツヤ感が失われている場合もありますし、ボリュームも少なくなって、とくにトップがぺったりしがち。ボリュームが減って広くなった分け目も、空気感どころか寂しさを感じさせてしまいます。

それらをカバーするために、若いとき以上に大切になるのが、ブローの技術です。詳しくはP93から写真入りで解説しますが、とくに難しいことはありません。

ポイントは、「重力を味方にする」ということ。前かがみになって、髪を全部前側に下ろし、そのままブロー。こうすると、髪が頭頂部方向に引っ張られ、その状態でドライヤーで空気を送り込むことで、髪と髪の間にたっぷりと空気が含まれます。サイドも同じ要領で。乾いたら、しっかり冷風を当てましょう。冷風を当てることで、ツヤをまとった豊潤な髪になっていきます。

すべて乾いたら、ばさっと顔を上げます。すると、**根元に空気を含んだまま、自然に髪が分かれます。そこを分け目にすれば、根元に空気を含んでいるので、ぱっくり分け目も解消。**

そのままダウンヘアにしても美しい仕上がりになりますが、ふんわりまとめるのもおすすめ。トップの高さを保ったままゆわえると、ひっつめ感が出ず、とくにサイドの髪の流れがとてもきれいに出ます。ハイライトを入れていたりするといっそう効果的ですね。

ヘアアイロンで立ち上げようと思っても、髪をはさめる部分しか立ち上げられないのでバランスが悪くなってしまいますし、おくれ毛もなんとなくわざと感が出てしまいがち。これなら、おくれ毛も自然ですし、髪全体に空気を入れられるので、まさに、サロンの仕上がりが自宅で叶うのです。その上、乾くのも早い、といいことずくめ。ぜひ、今夜からでも試してみてください。

ふくよか髪を作るドライヤーメソッド

HMd METHOD
LET'S TRY!

難しいブローは一切なしで、即「ふくよか髪」に。
キーワードは毛流れの方向とドライヤーの温度です。
肩上のヘアスタイルも自然な丸みを作ることができます。

01

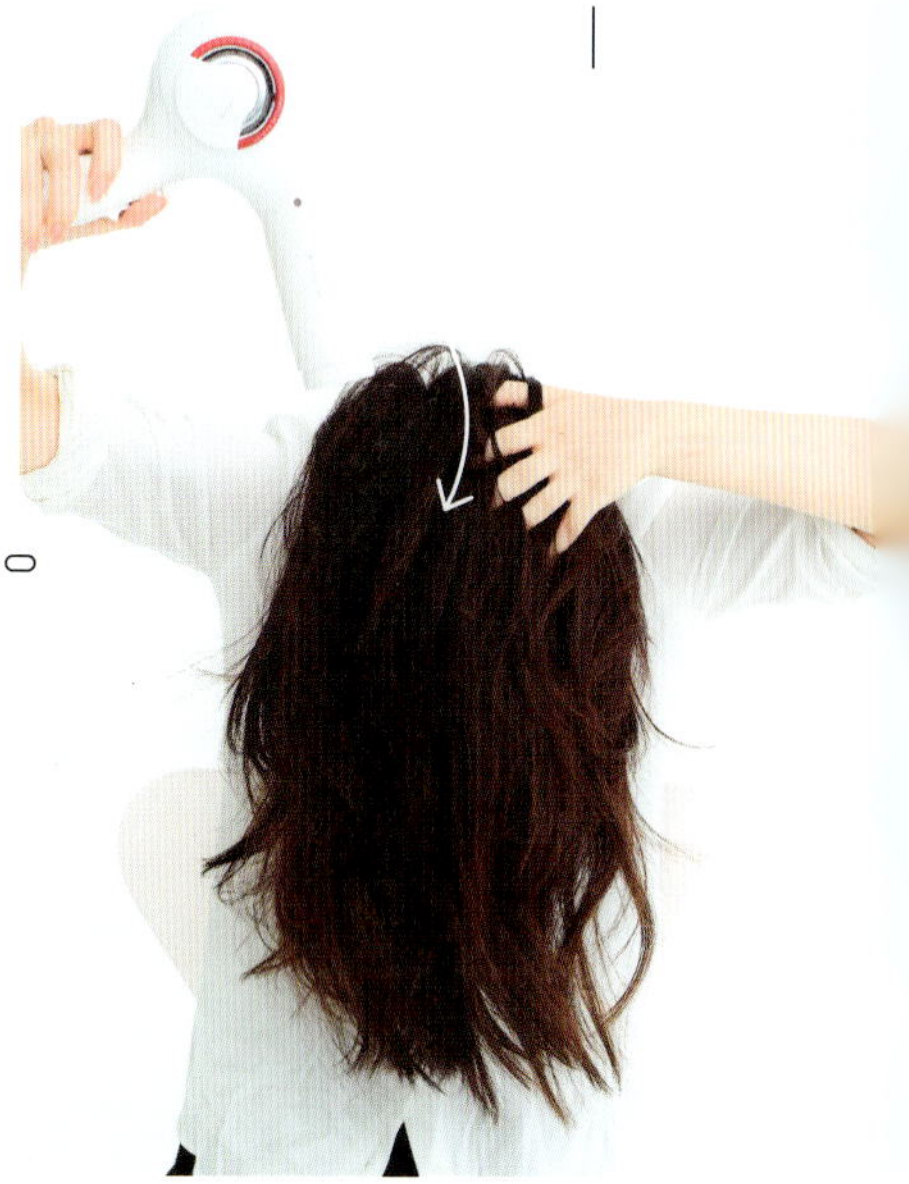

前かがみになり後ろの髪もすべて前へ

重力を利用して逆毛を立てるイメージで乾かす。ドライヤーで空気を送り込むと根元がたっぷり空気を含み、ふんわりと立ち上がります。できるだけ頭を下向きにするのがコツ。

02

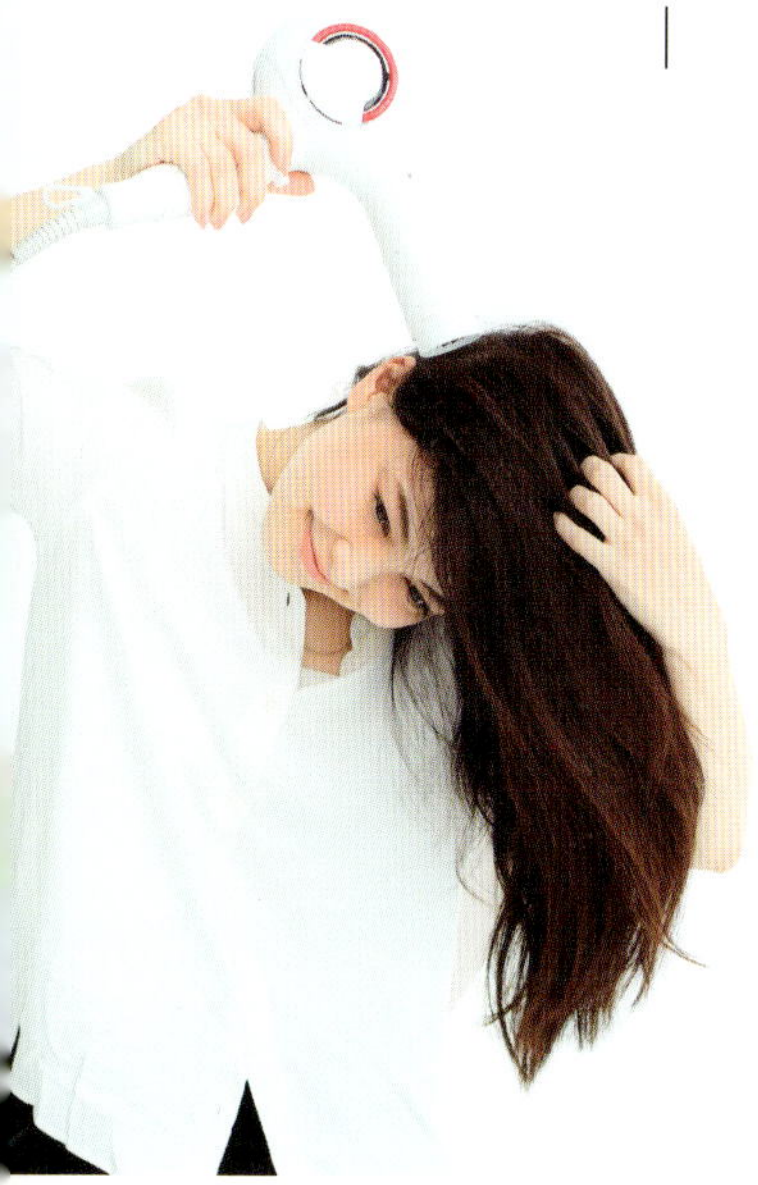

サイドも同様に重力を活用して

サイドも髪を下に引っ張りながら根元にドライヤーで空気を入れる。起きて乾かすよりも時短に。乾いたら冷風を当てて熱を取ること。立ち上がりがキープされ、ツヤも出る。

next page

HMd METHOD
LET'S TRY!

03

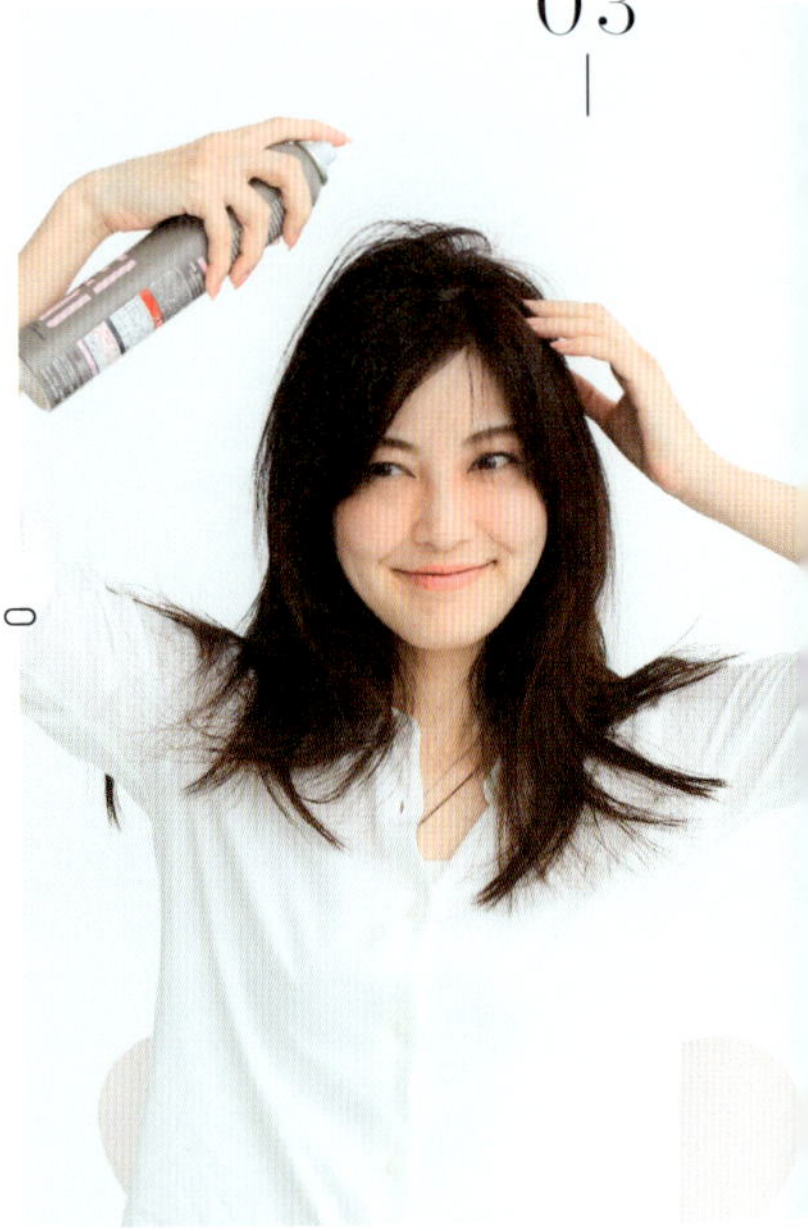

そのままガバッと頭を上げます

根元の立ち上がりをキープするため、軽くスプレーします。ふんわりとした風合いを保つため、ハードスプレーではなく、ブラッシングもできる軽いキープ力のものを選んで。

こんなに簡単ふくよか髪のベース完成！

04

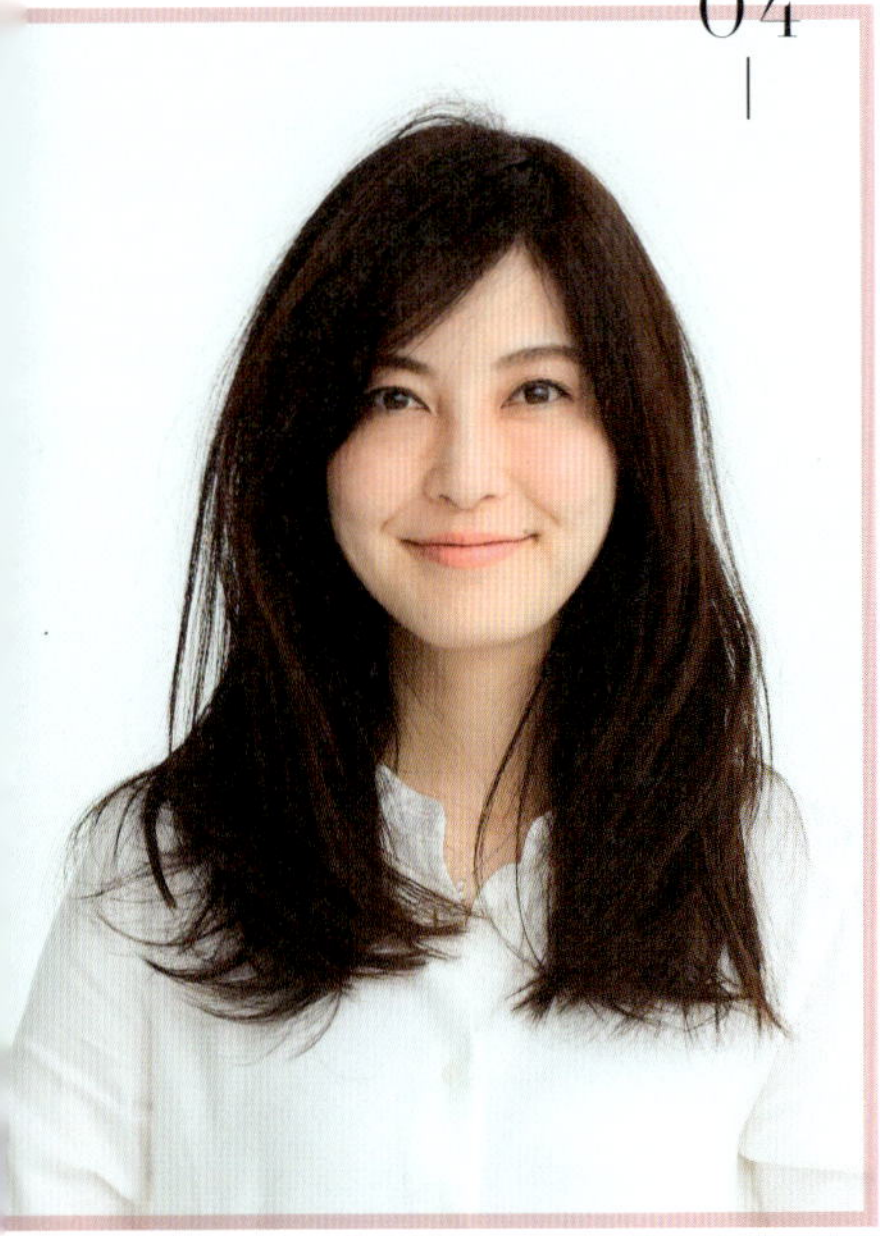

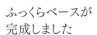

ふっくらベースが完成しました

髪全体が空気を含み、ふんわりとした状態。コテで根元を立ち上げるよりも、自然な仕上がりに。ここまでベースができれば、まとめ髪もダウンヘアもナチュラルな仕上がりに。

ARRANGE TECHNIQUE

そのまま「ふくよかまとめ髪」にスライドしましょう

結ぶ位置

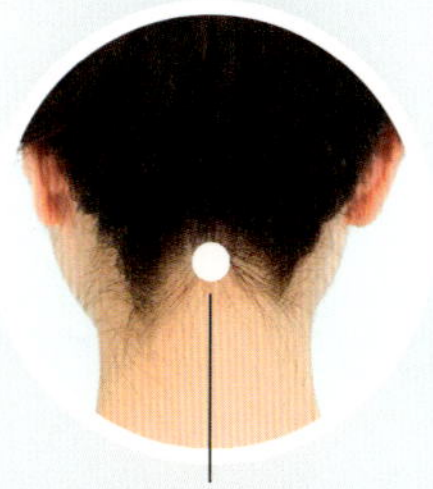

ぼんのくぼ

首の中央のくぼみの部分（ぼんのくぼ）でまとめると全体のフォルムが一番美しく。

01

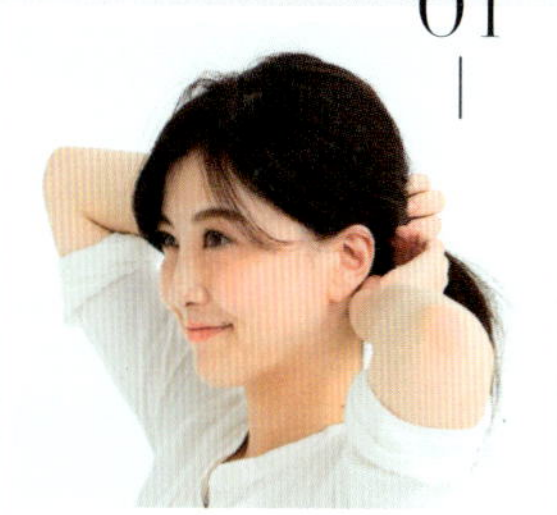

ふっくらまとめていく

根元のはりが均等になっているので、強めに引っ張ってもバランスが崩れることなく、サイドの髪が美しく流れます。

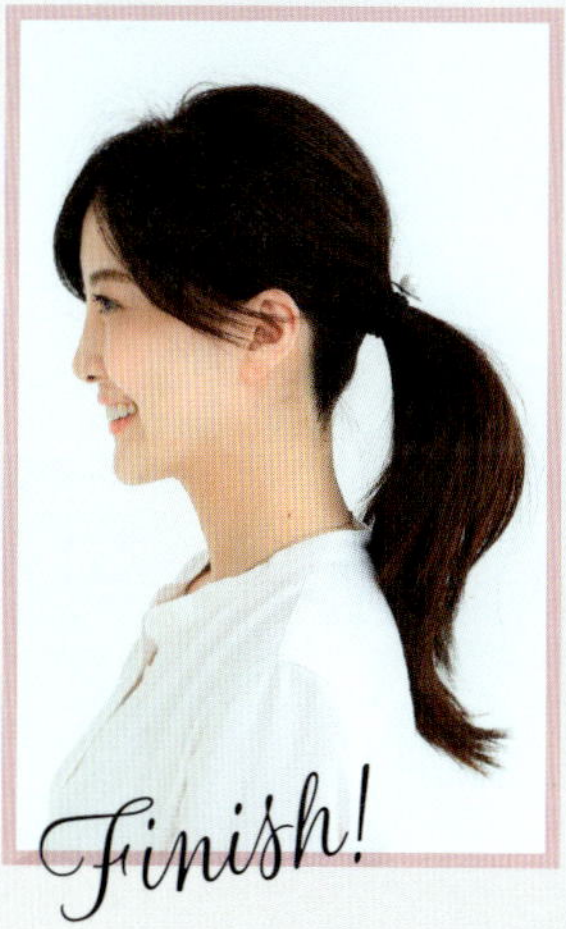

Finish!

02

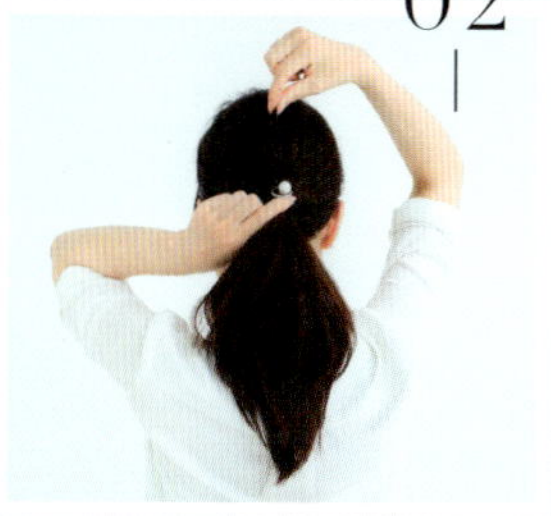

トップのみ引き出す

ボリュームを出したいトップは少し引き出してもOK。後頭部に奥行きが出て、欧米人のような立体感のある横顔に。

HATTO column

後頭部のふくらみは「女のプライド」ヘアエクステで外注できる

後頭部の髪に高さがあると頭に奥行きが出て骨格がきれいに見えるため、品格のある雰囲気が出ます。うちのスタッフはこのトップのふくらみを「女のプライド」と呼んでいるのですが、残念ながら、年を経るにしたがって徐々にダウンしてきますよね。先ほどお伝えしたブローもよい対策になりますが、最新技術を取り入れることを、考えてみてもいいと思います。

たとえばエクステは、昼休みにちょっと寄るくらいの気軽さで、ボリュームアップできます。今は技術も進み、シャンプーやトリートメント、ブラッシングももちろんＯＫで、つけたままヘアサロンでカット、カラー、パーマも自由自在。そんな高度な技術が低価格で利用できる時代ですから、利用しないのはもったいない。ほんの30分で10歳は若返ると思ったら、トライする価値はあるのではないでしょうか。

before　　after

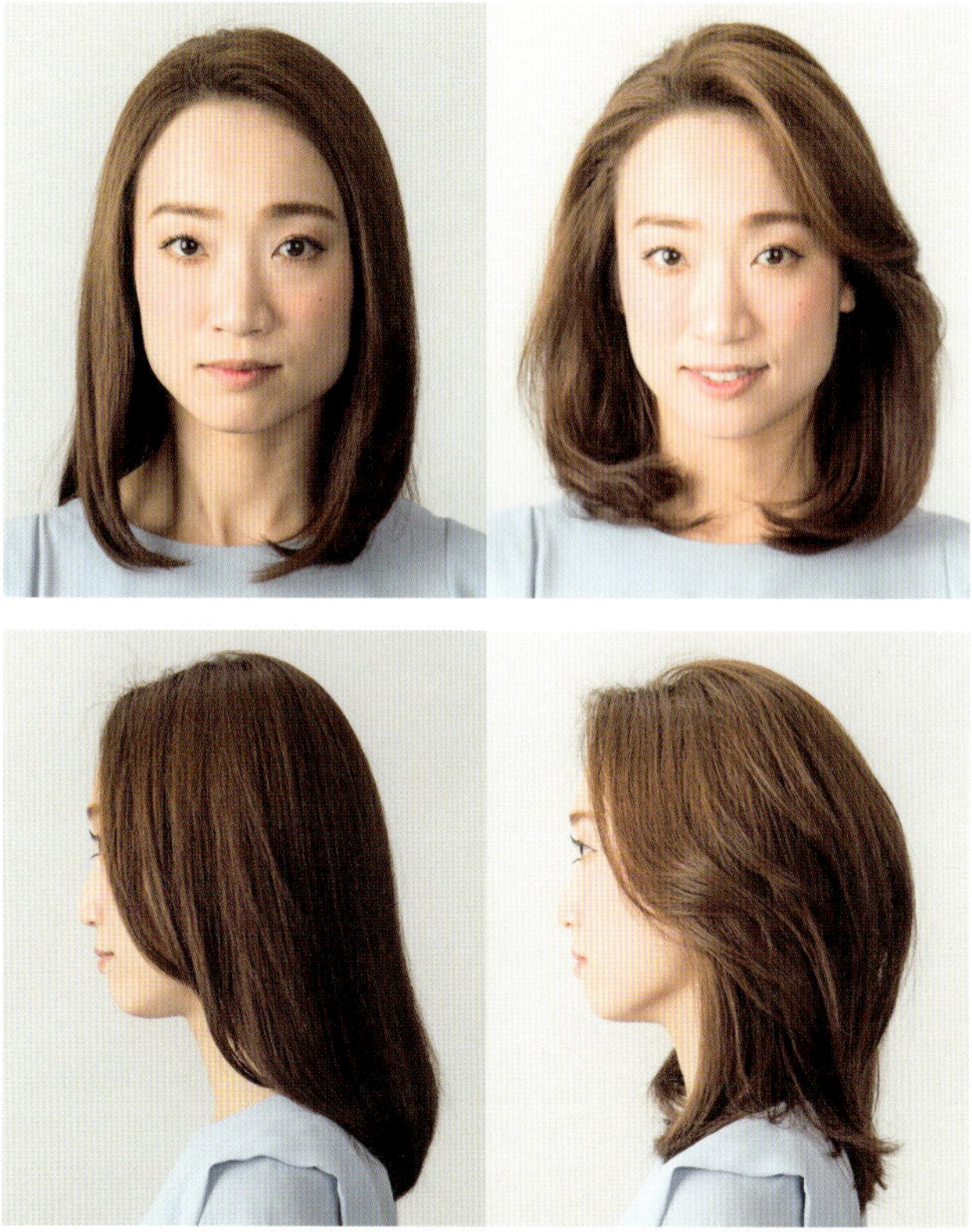

エリートバイプラクシー

東京都中央区銀座2-7-18
藤田ビル6 F
☎03-5524-3390
㊝11:00 ～ 20:00
㊡不定休（年末年始は休み）
http://pluxy.jp/

読者様だけの特別メニュー

本書をお持ちになって来店いただくと、素敵なサービスがございます。詳細はQRコードをご覧ください。

HATTO column

進化したアートメイクは、「大人の飛び道具」として使う

現在のアートメイクは、アラフォー、アラフィフ世代の考えるアートメイク、すなわち美容テクニックの中ではどちらかというと特殊なものというイメージから、今や様変わりしています。美容の選択肢のひとつとして、気軽に取り入れる時代がもう来ているのではないかと思います。

まず安全面。かつてはトラブルが多く発生した時代もありましたが、現在では厚生労働省で定められた「医療行為」となり、医師や看護師のいるクリニックでしか施術できないことになっています。また、以前のアートメイクは、美容サロンで行われていたものも多く、専門の知識や技術を持っていない施術者によって行われる場合があったので、骨格やその方の顔筋の動き方と関係ないデザインとなり、不自然な仕上がりになるケースがありました。

before

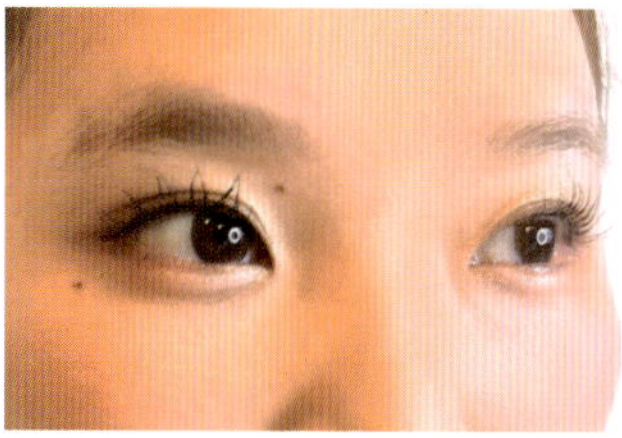

after

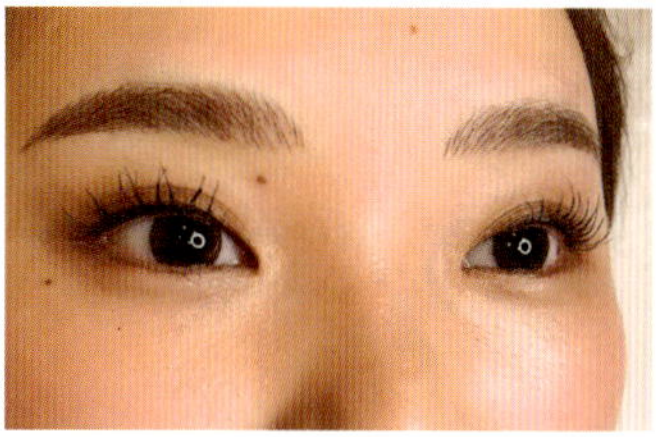

現在は、そのようなことが改善されていると同時に、持続期間はかつてよりも短く、1～2年と言われているので、顔や好みが変化しても対応しやすいものになっています。

そして肝心の技術面ですが、アートメイクは針で色素を皮膚に埋め込む技術なので、かつては、絵の具で描いたような「ぺったり感」がどうしてもぬぐえませんでした。でも今は、ふんわりとした毛並み感のある眉毛が可能で、普通にメイクしたのと変わらない仕上がりに。

眉は、薄いとか生え方の癖で苦労している方が非常に多いパーツです。メイクも落ちやすいので、夕方になると眉毛がない！　ということもあり、化粧直しも一苦労。それが、常にプロにメイクしてもらったかのような美しい仕上がりの眉になるのですから、この楽さは一度経験

HATTO column

before

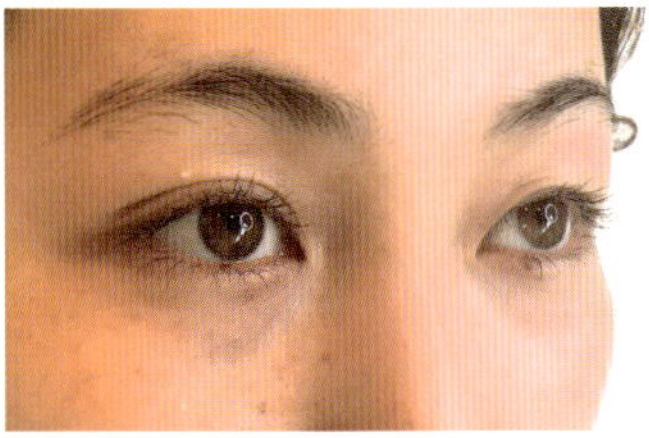

after

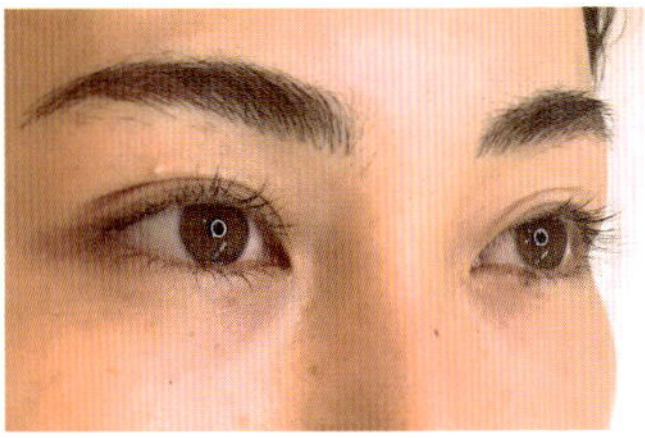

したらやめられなくなります。

眉の薄い人だけが行うイメージもありますが、しっかりと眉毛のある人が形を整えるのも気軽にできますので、一度トライしてみてもいいでしょう。

大人にとって、その場にとどまることは、キープではなく後退を意味します。そこで積極的に「美」を取りに行く方向のアプローチも必要。最新技術を賢く利用できるのも大人だからこそ。飛び道具として選択肢のひとつに加えていきましょう。

PART

[05]

若く見える人は「顔の下半球」が違う

監修

HMdプロデューサー
永末まゆ

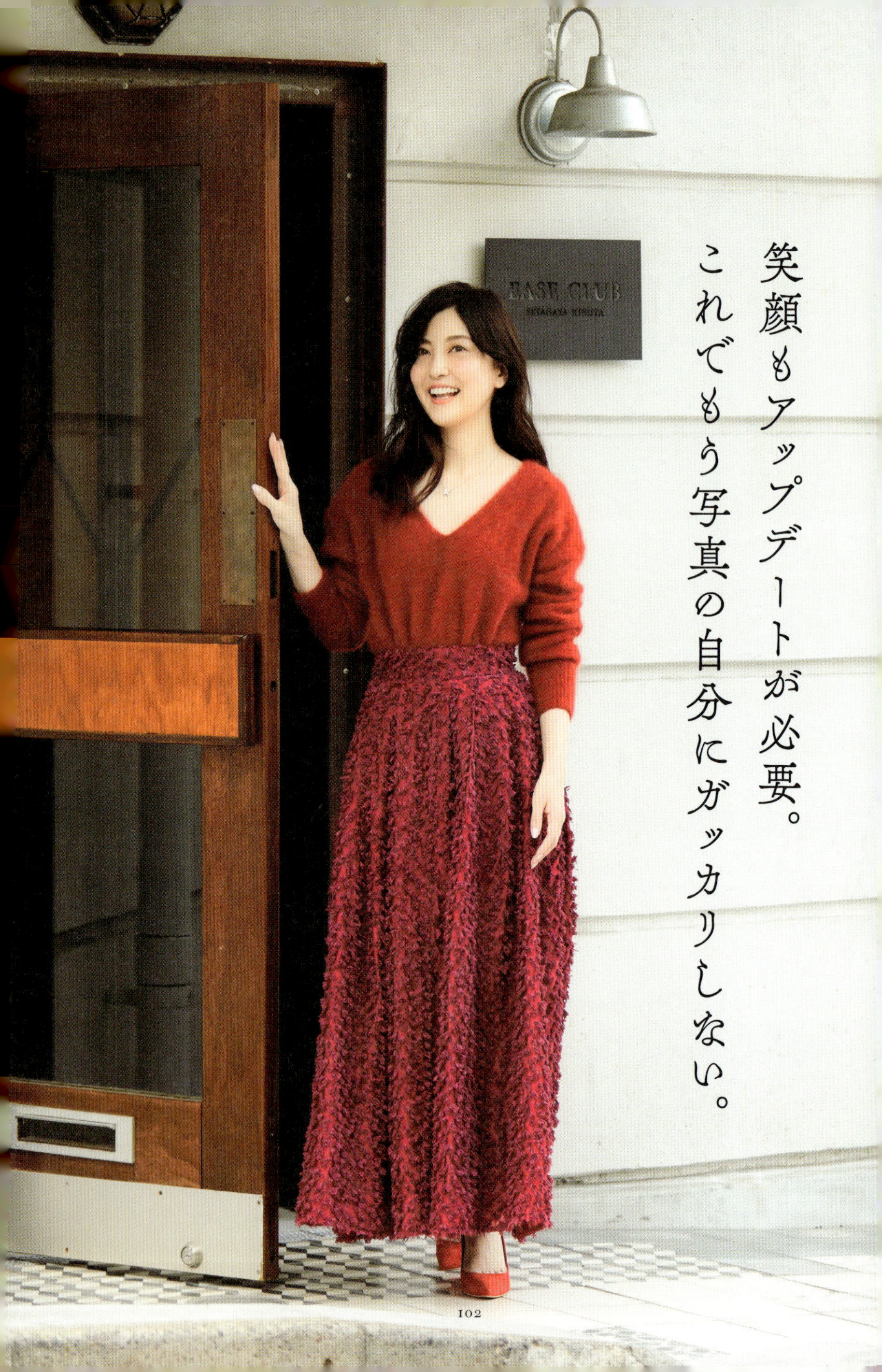

笑顔もアップデートが必要。
これでもう写真の自分にガッカリしない。

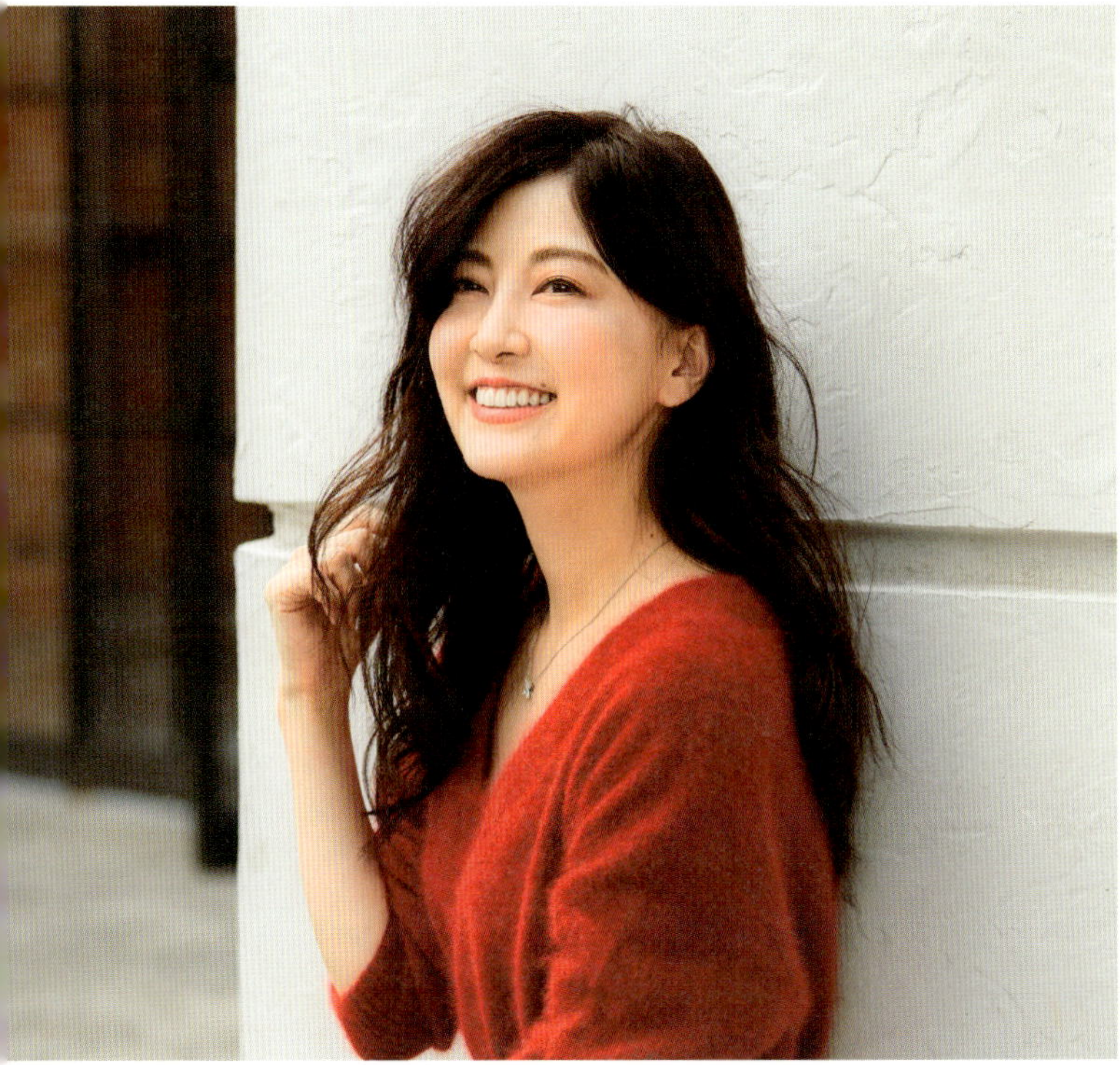

食事会の記念で撮った
集合写真。
想像していた自分より
だいぶ老けていてショック！
なんてこと、ありませんか？
その原因は、顔の下半分にあり。
栄養、ケア、エクササイズ。
想いを込めて手をかければ、
顔は必ず若返ります。
HMdプロデューサー　永末まゆ

01

「たるみ顔」の大きな原因はタンパク質不足だった

パンッと張った若々しい肌の張りは、表面の皮膚がたっぷりと水分を含んできめ細かく整っているだけでなく、その下の筋肉が皮膚をしっかり支えているからこそ生まれるもの。ところが筋肉は加齢によって落ちていきますから、まるで基礎が崩れた建物のように、上にのった皮膚がふにゃふにゃとしぼんでいき、シワやたるみの原因に。こうなるといくら外側から手をかけてもなかなか改善はしていきません。

そうならないために大事なのが、体がどんどん筋肉を作り続けていけるよう、毎日の食事で若いとき以上にタンパク質を摂ること。タンパク質は、見た目だけでなく、すべての生命活動を担う基本的な物質なので、足りなくなると今ある筋肉を分解して使ってしまいます。すると見た目にも弱々しく、老けてしまいます。タンパク質不足は恐ろしいものなのです。

ですから、ダイエットにはげむのもよいのですが、必要な栄養が摂れず筋肉まで落ちてしまったら本末転倒。体脂肪率でいうと、女性は18〜28%を維持したいです。体脂肪率を整えると顔も整ってきます。ちなみに、女性は23%がもっとも美しく見える体脂肪率と言われています。

私たちHMdのスタッフやプロのカメラマンは、**タンパク質が足りない方は一目見てわかります。頬がこけて縦に線が入っていたり、髪にツヤがなかったりと、全体的にかさかさと筋張っているので、見た目でわかってしまうのです。**スキンケアやマッサージは、あくまでもケア。一番大切なのは、やはり食事なのです。

before

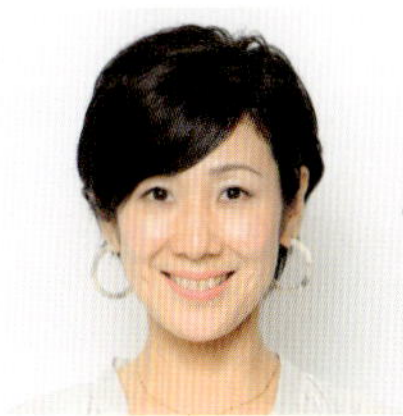

タンパク質不足が顔に現れてしまっていたお客様。アゴに筋が出ている。

after

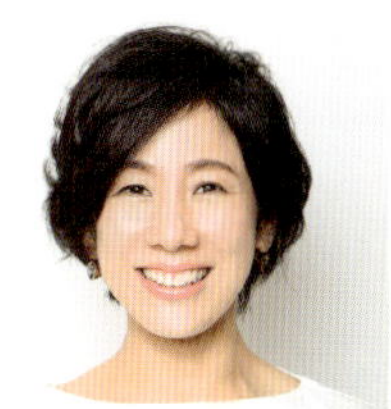

タンパク質をしっかり摂った3ヶ月後。ふっくらと幸せそうな笑顔に。

02

「歯の白さ」があれば一気に逆転できる。3ヶ月に一度は歯医者へ

肌のケアやメイクは熱心に研究していても、みなさん意外と気にしていないのが歯ではないでしょうか。「男性が初対面の女性の顔の中でもっともよく見るパーツは口元」という海外の研究結果もあるそうです。口元が一番年齢が出やすいからだそうですが、目よりも口のほうが見られるというのは、意外かもしれません。そしてその口元の中でも、もっとも顔の印象に影響を与えるのが歯なのです。

どんなに美しくメイクしても、笑ったときに口元にのぞく歯が汚いと一気にイメージダウン。せっかくのほかの努力を打ち消してしまうほど、歯のダメージには破壊力があります。反対に、歯さえきれいにしておけば、ほかのウイークポイントが気にならなくなる。それくらい、大きな力を発揮するのも歯の美しさなのです。

歯の黄ばみや黒ずみなどの着色汚れは「ステイン」といって、やはり大きく年齢

を感じさせます。長年使っているので、どうしても色がついてしまうのですね。そこで大人は、３ヶ月か４ヶ月に１回は必ず歯医者さんでクリーニングを。歯並びもできれば直したほうがいいですが、歯が白く美しければそれほど気にならなくなる場合があります。

注意してほしいのは、さらにホワイトニングをする場合、絶対に白目の部分よりも白くしないこと。顔の中でもっとも白いのは白目ですが、歯をこれより白く、真っ白にしてしまうと人工的になって不自然に見えてしまいます。

日常生活では、コーヒーを飲んだら必ず水を飲む、歯を溶かす性質を持つ炭酸飲料や酸っぱい食品を口にしたら、うがいや歯磨きをする、など歯のケアを気遣っていきましょう。１週間に一度くらい高濃度のフッ素入り歯磨き粉を10分くらいつけたままにしておくと、ホワイトニングの効果が長持ちしますし虫歯も防げます。

歯は、見た目だけでなく健康にもつながりますから、できるだけ長く、丈夫に、美しく保てるよう、いっそう気を遣っていただきたいと思います。

03

実は「笑えてない」……？理想のスマイルラインを脳に刻み込む

女優さんやタレントさんなど「見られるプロ」と一般の方との大きな違い、それは、笑顔。にこっと笑った最高の笑顔を常に再現できるのはまさにプロ。笑ったときに上の前歯、犬歯から反対の犬歯までの先を結んだ線は「スマイルライン」と呼ばれ、これが下唇の弧に沿うようにきれいに並ぶのが一番美しいとされます。プロの笑顔は、それをいつでも再現できる訓練の賜物。**スポーツでフォームを体に覚え込ませるのと同じで、何度も何度も自撮りし、1ミリ単位で修正し、顔の筋肉に叩き込むのです。**ポイントは、下の歯を見せない、歯茎が見えない、口のはしと歯の間に隙間ができない、口角を上げる……などなど。骨格やかみ合わせによってなかなか難しい方もいますが、近づけることはできます。笑顔は最高のアンチエイジング。ベストなポジションを研究し、形状記憶して、笑顔に自信を持ちましょう。

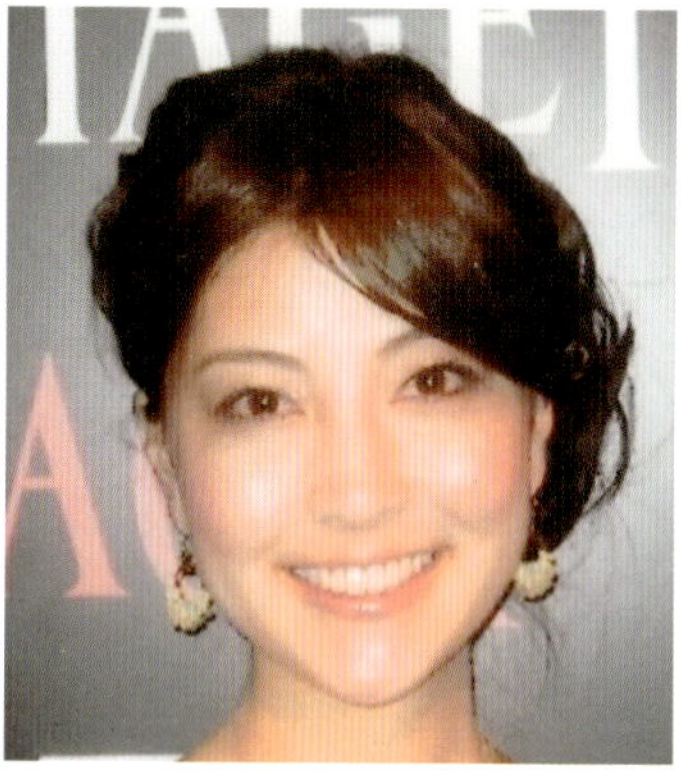

理想のスマイルラインの練習をするときは、自分が若い頃のベストの笑顔をイメージして行う。頬の肉が高く、口角もしっかりと上がっている。

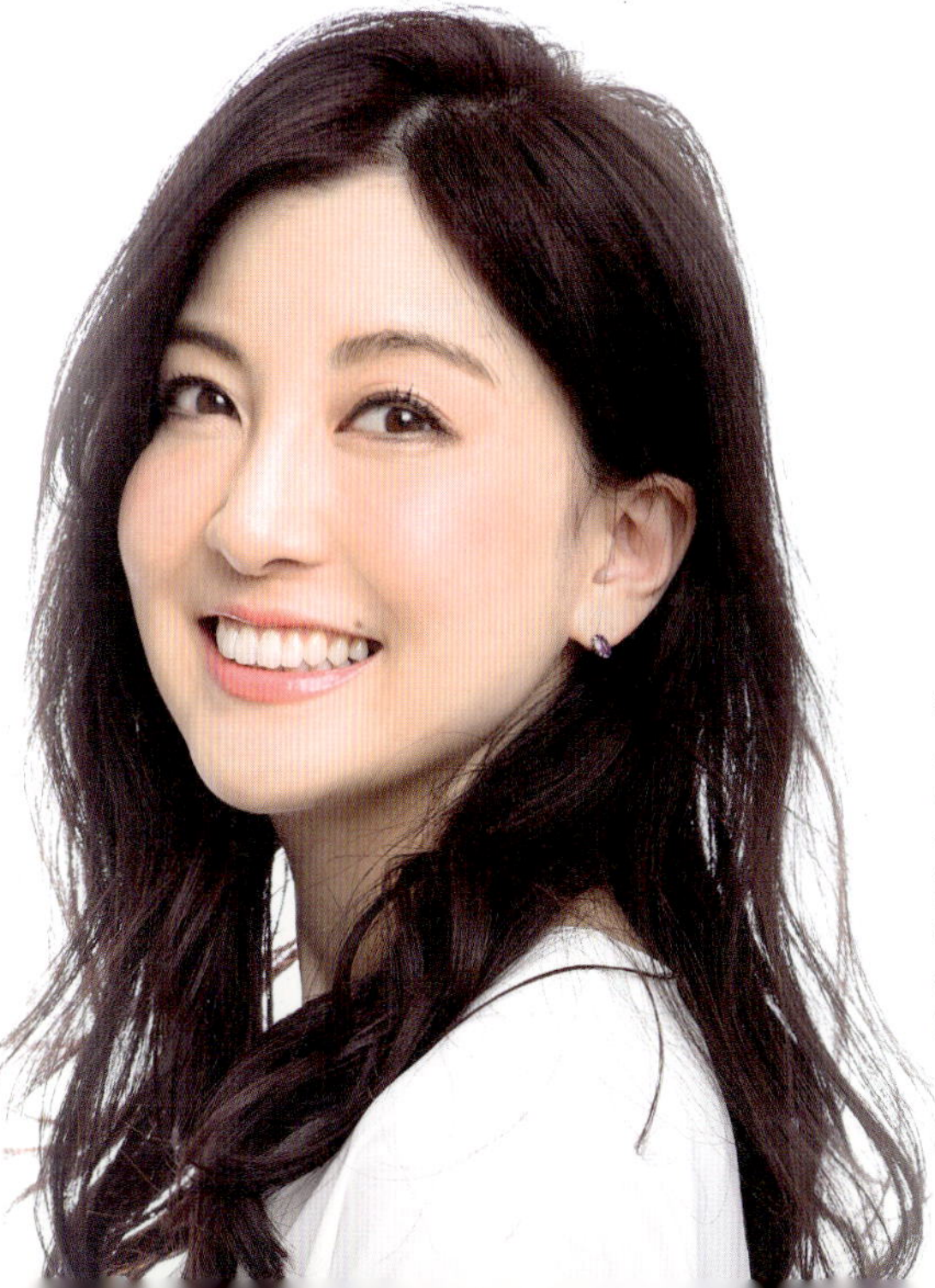

こちらは16年後の現在の笑顔。上の写真のスマイルラインに近づけるため、下の歯を見せない、口のはしの空間をなるべく作らないなど、鏡を見ながら細かく修正し、顔の筋肉に覚えこませていく。

04

口角グッと上げ「ウイスキー体操」で笑顔に自信が持てる

女性なら、日に何度も鏡を見る機会があると思います。メイクが崩れていないか、髪は乱れていないか、シワやしみはどうか。細かくチェックしますよね。でもそのときに盲点があります。そう、鏡で見る自分の顔は「静止画」だということ。一方、人から見えているのは「動画」。この違い、わかりますか？

静止画だと、顔の細かいパーツに目が行きます。でも人と会っているとき、相手が見ているのは表情です。この人は話を聞いてくれているだろうか、楽しく過ごしてくれているだろうか……同じ時間を共有しているのですから、当然ですよね。

ところが、メイクののりは気にしても、自分の表情は気にしていない人が多いのではないでしょうか。ＨＭｄのお客様も、一般に接客業の方は表情が柔らかな方が多いのですが、デスクワークや堅い職業の方だと、自分では笑っているつもりなのにほとんど表情が動かない方がいます。

表情が豊かになると、明るく、華やかでいきいきとした印象になります。そして、笑顔が増えるので、笑顔を返してもらうことも増える。**ただ単に見た目がよくなるだけでなく、人間関係をも変えてしまうという点で、メイクよりも効果は大きいと言えるかもしれません。**

そんな豊かな表情を作るのは、よく動く表情筋です。というわけで、HMdでは、表情を豊かにしていただくためのお顔の体操をしていただいています。

代表的なのは、次ページで紹介する「ウイスキー体操」。この体操のいいところは、やっていると自分も楽しくなってきて、毎晩の日課にすれば、ちょっと落ち込んだ日でも楽しい気持ちになって眠りに就けるところ。とくに、「キー」のところでぐっと口角を上げるのがポイントです。

3ヶ月ほど続けていただくと、みなさん、見違えるほど印象が華やかになりますし、筋肉が鍛えられることでたるみも解消してきます。自撮りをして変化を記録するとがんばれますよ。3ヶ月後を楽しみに続けてみましょう。

HMd METHOD
LET'S TRY!

口角が確かに上がる「ウイスキー体操」

ビフォーアフターを見れば、一目瞭然。
続けるほどに最高のスマイルラインを更新できる体操です。
ポイントは鏡を見て行うことです。

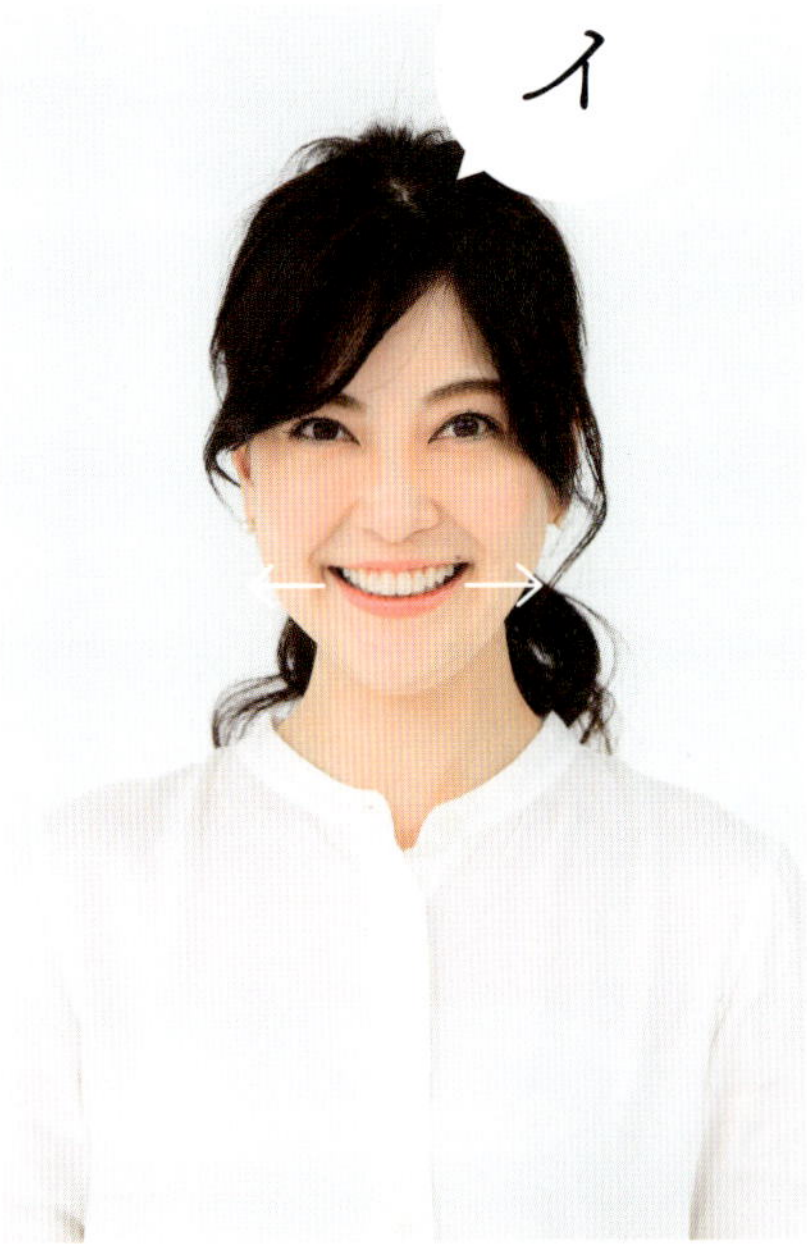

「イ」はアゴを引き、唇の両端を引っ張るように。自分で思っているより口角が上がっていないことがあるので、必ず鏡を見ながら、「オーバーかな？」と思うくらい大げさに。

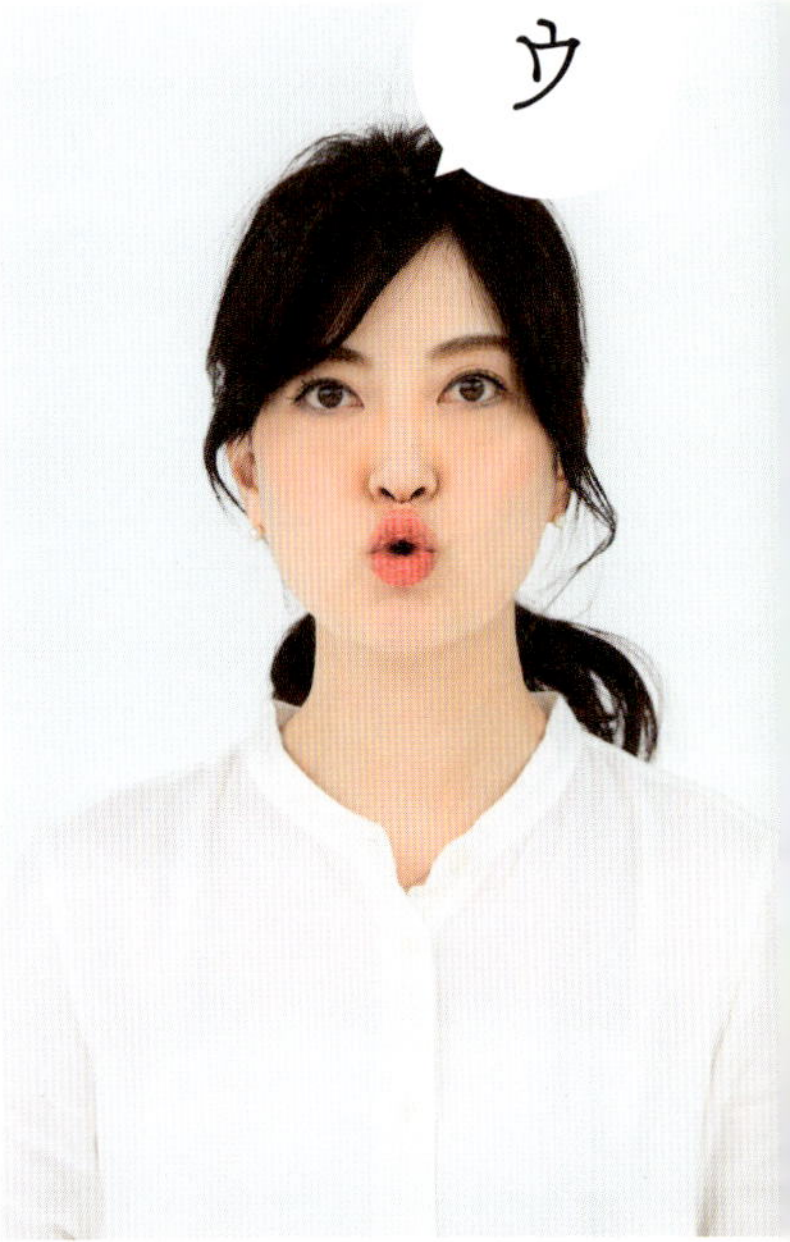

「ウ」は口をすぼめ、下アゴを突き出すように。フェイスエクササイズは毎日行うことで効果が出る。歯を磨いた後に「1セット10回」を習慣にするのがおすすめ。

3ヶ月、ウイスキー体操にトライ

before

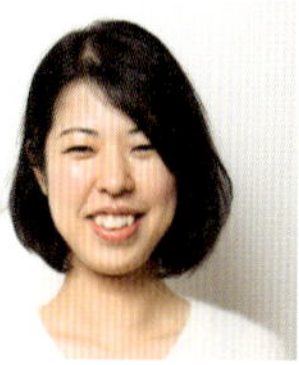

after

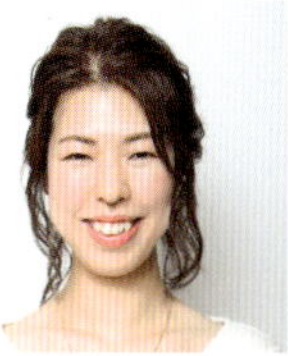

笑顔にこんなに違いが！　上唇の下のラインと口角の位置を比べると、明らかにアフターのほうが上がり、きれいに。

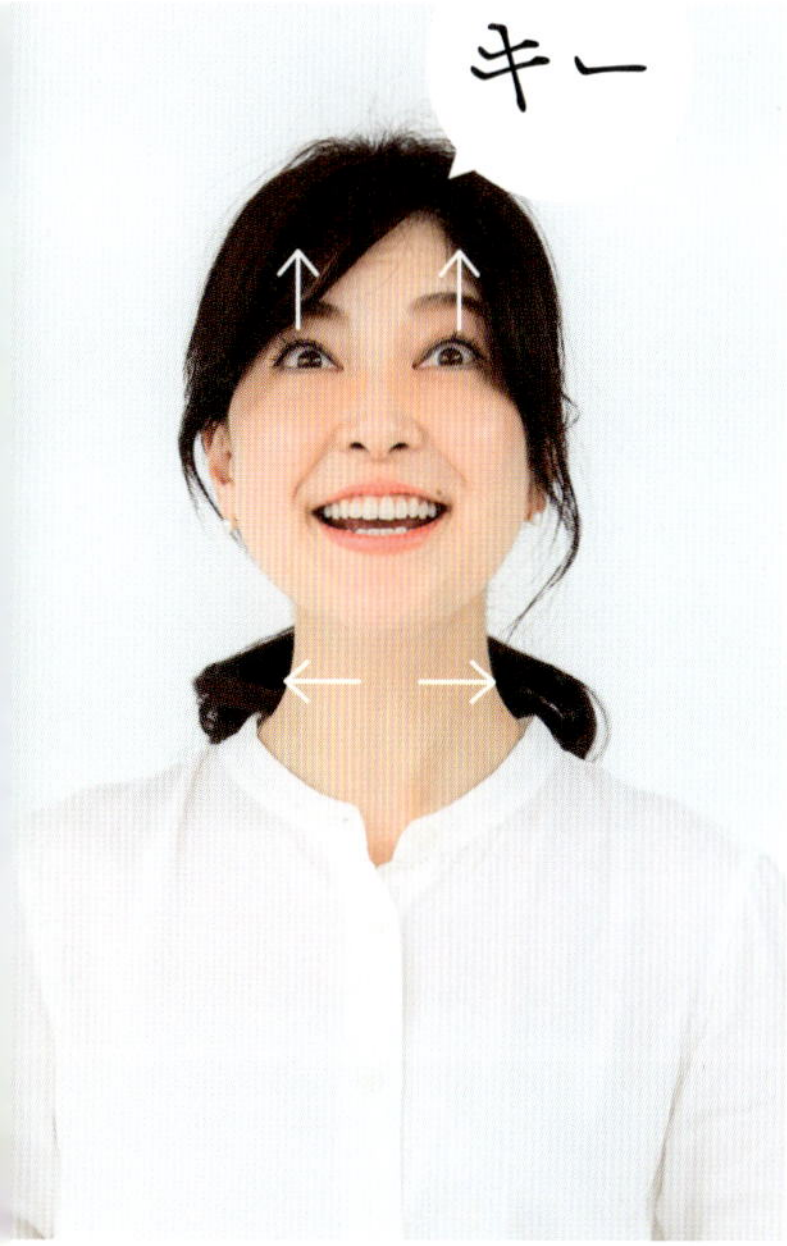

「キー」は首筋の筋肉を意識して、エラを張るイメージで。高い声で「キー！」と言いながら、目も上に。思いっきりやると、気持ちも楽しく♪

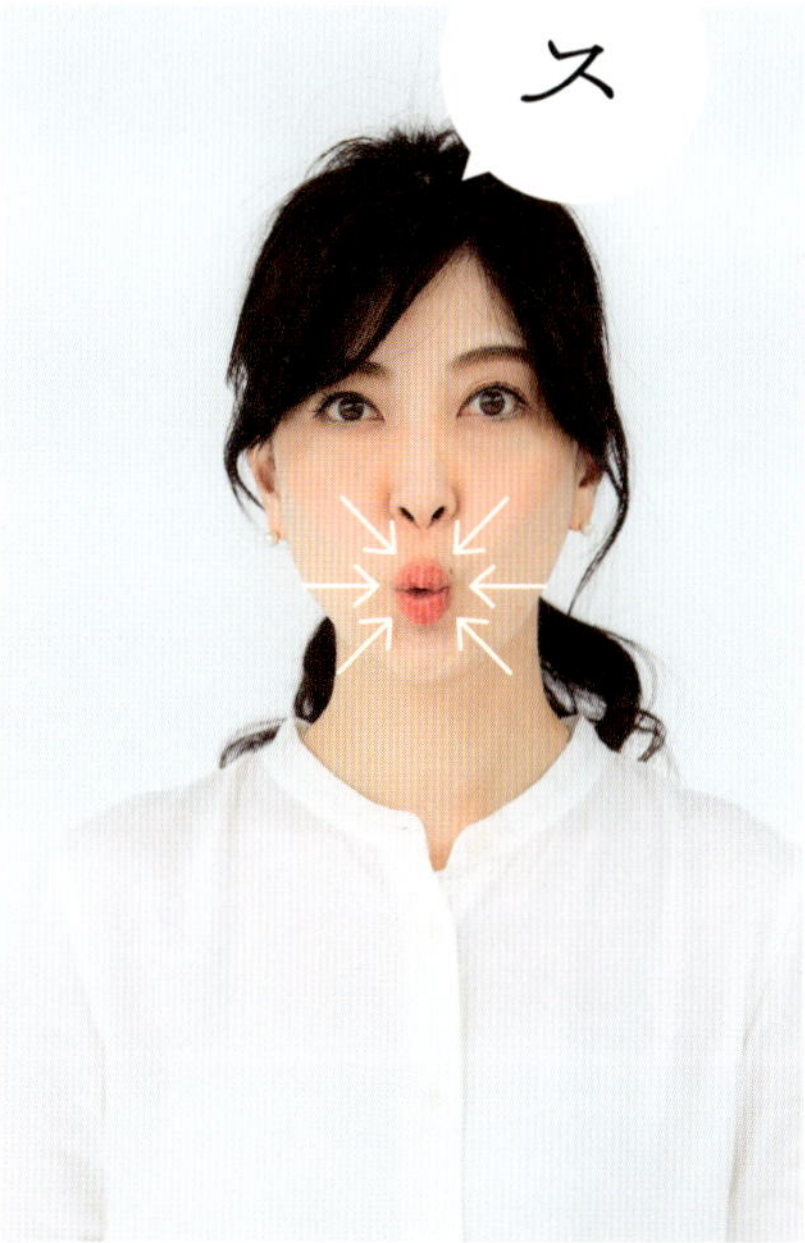

「ス」はほっぺたの筋肉を意識して、口をすぼませる。

05

「舌アイロン」で、ほうれい線を一掃

高級化粧品にエステに美容鍼。〝美〟をキープしようと思うと、私たちはつい誰かにやってもらうことばかり考えてしまいます。でも残念ながら、それだけでは地球の重力には勝てません。「もう限界！」となってからあわてるのではなく、日頃からできることを淡々と積み重ねていくと、あとあと大きな違いを生みます。

ほうれい線が気になる方は、気がついたときいつでも「舌アイロン」を。**頬の内側から、舌でほうれい線にアイロンするような気持ちで大きく動かすと、ふだん口の周りや頬の筋肉をどれほど動かしていないかがわかります。**「手アイロン」もおすすめ。小鼻に出た油を、目の下のクマやほうれい線に伸ばしながら、アイロンをするようにマッサージ。自分の皮脂は、いわばもっとも安全でいつでも使えるマッサージオイル。発想を変えれば、お金をかけなくても美は追求できるのです。

口中からほうれい線を消す「舌アイロン体操」

まさにほうれい線にアイロンをかけるようにして舌を動かします。
唾液も増えるので口臭予防にも効果的。

HMd METHOD — LET'S TRY!

01

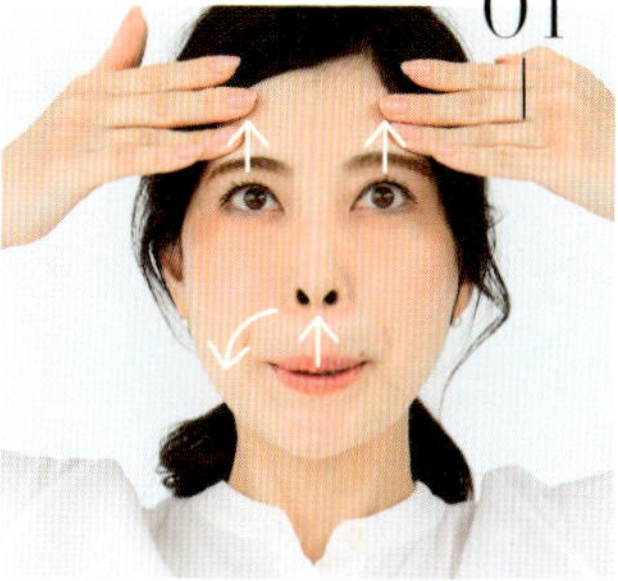

舌先を上唇と歯茎の間に入れ、目の玉を思い切り上に(眉が上がり、おでこにシワが寄る人は両手で押さえます)。

02

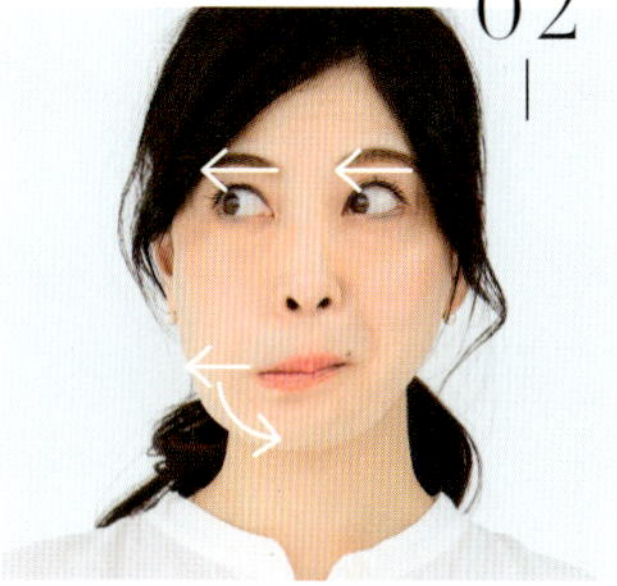

舌先で内側からほうれい線をぐーっと伸ばしながら動かし、目も合わせて回します。

03

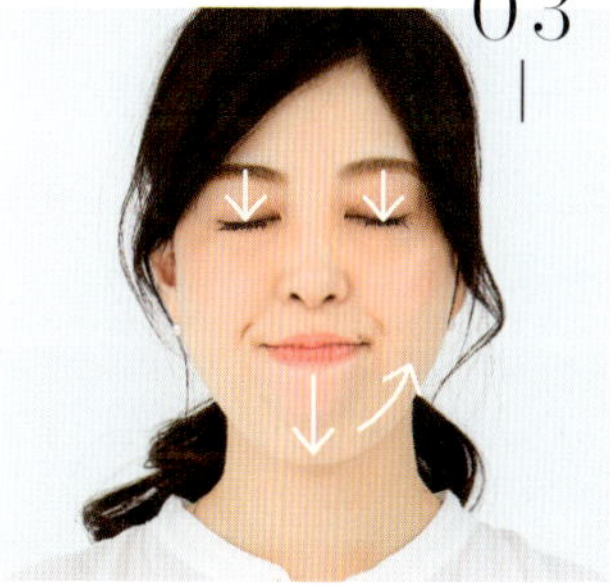

下側は、下唇と歯茎の間に深く舌を入れ、遠くにゆっくり。

04

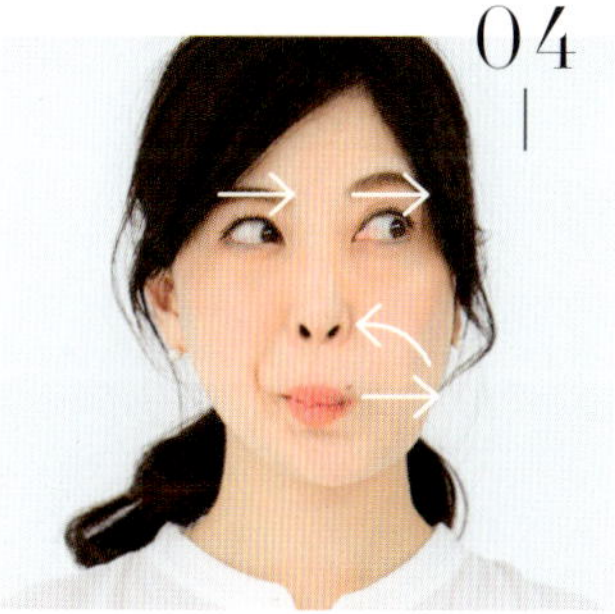

ほうれい線にアイロンをかけるようなつもりで1周。反対回しも同様に。片方で8周。左右ともに回しましょう！

06

たるみや二重アゴにダイレクトに効く「アイーン体操」

美しいアゴのラインは、若見えの最重要ポイント。ところが今、アゴにお肉がついている方だけでなく、小顔の方でも、アゴがしっかりと出ておらず、首とつながったように見えてしまう方が増えています。そういう方は鏡で正面から見ているときはよくても、横から見たときになんだか残念な印象に。**どんな人ももともとアゴはしっかりとありますから、口元の筋肉を使って埋もれていたアゴを出し、くっきりとしたフェイスラインを作っていきましょう。**

アゴのたるみや二重アゴには、口元の筋肉が鍛えられる「アイーン体操」がおすすめです。「イーン」のところでは、目を天井に向けて、アゴを思いっきり突き出して。筋肉痛になるくらいおおげさにやるのがポイントです。血行もよくなり、顔色も明るく。目もぱっちり覚めるので、朝にぴったりのエクササイズです。

鏡の前で思いっきり「アイーン体操」

HMd METHOD LET'S TRY!

リンパや血流に刺激を与え、口元の筋肉を鍛えます。
たるみや二重アゴに効果的です。

口を大きく開けて

志村けんさんの「アイーン」という顔で、口元の筋肉を鍛えます。「ア」は元気よく大きく口を開けて。

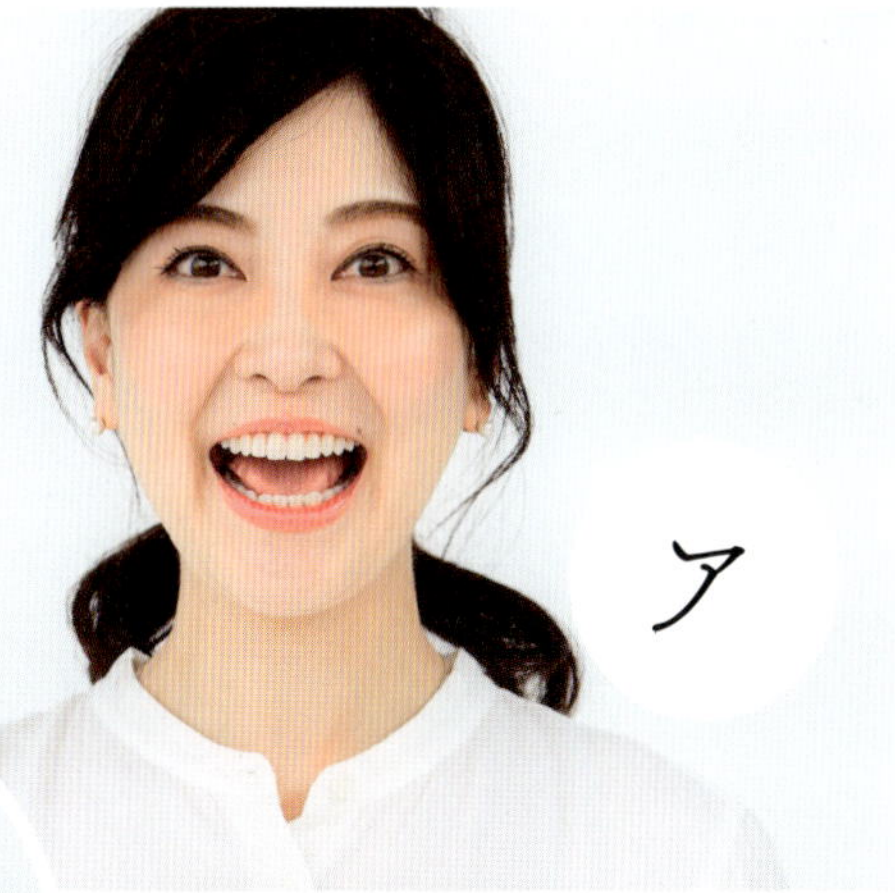

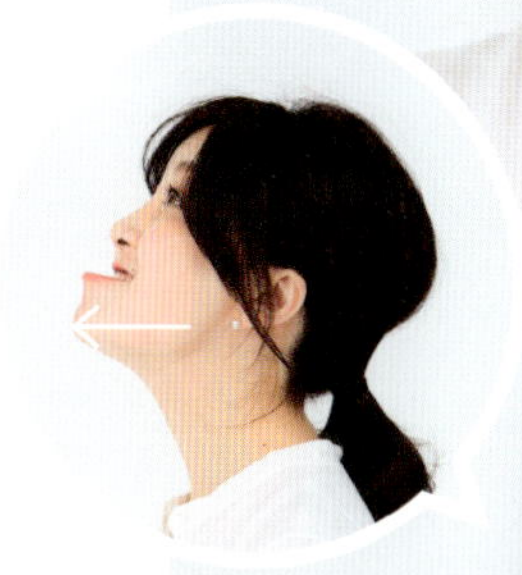

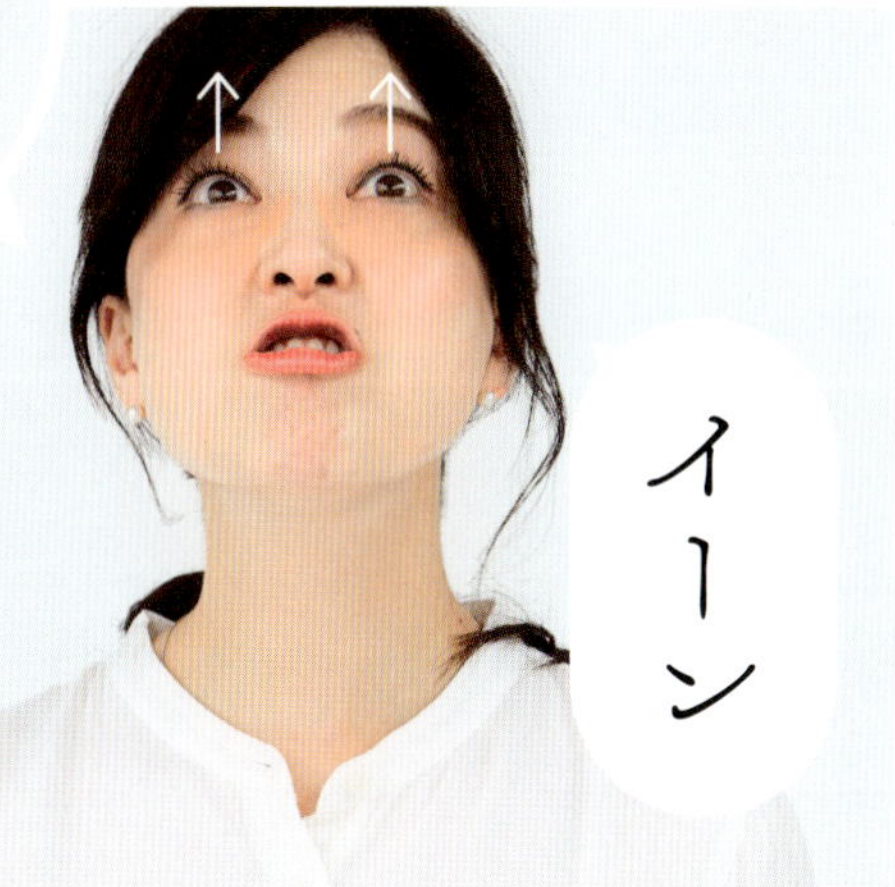

目線も上に

「イーン」と言いながら目線は天井、下アゴを突き出します。毎朝3分間やると効果的！

HATTO column

写真に写る自分に自信を持つ方法

集合写真で自分だけ目が怖かったり笑顔がひきつっていてがっかり……。自然な笑顔で写真に写るのにはコツがあります。

①レンズの表面ではなく、奥を見る（少し瞳孔が開いて目の印象が生き生きと。レンズの表面を見ると目が据わって怖く見えます）。

②目の前にA5ランクの和牛のお肉があることを想像し、「おいしそ〜♪」というウキウキした気持ちになる。

これだけで表情が柔らかくなります。女性はお肉が鉄板なのですが、男性は「海で絶世の美女が手を振りながら向こうからやってくるところ」を想像してもらいます（笑）。これ、冗談のようで本当に笑顔が自然に出て、品良く楽しそうに写ることができるんです。

目が据わった笑顔

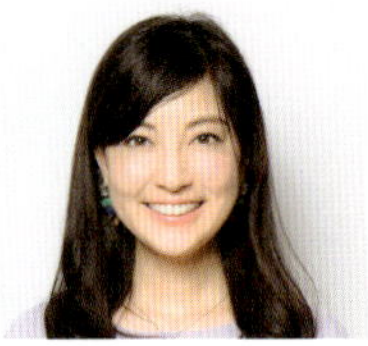

コツを実践した笑顔

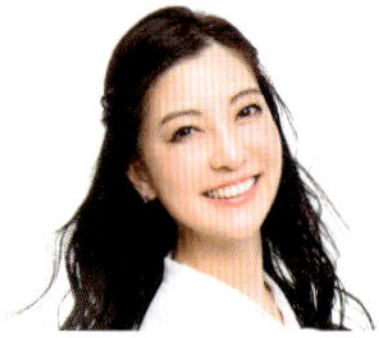

PART

[06]

ファッションは結局、「似合う」を追求すれば、一番若く見える

監修

HMd イメージコンサルタント
寺尾智子(ICB)

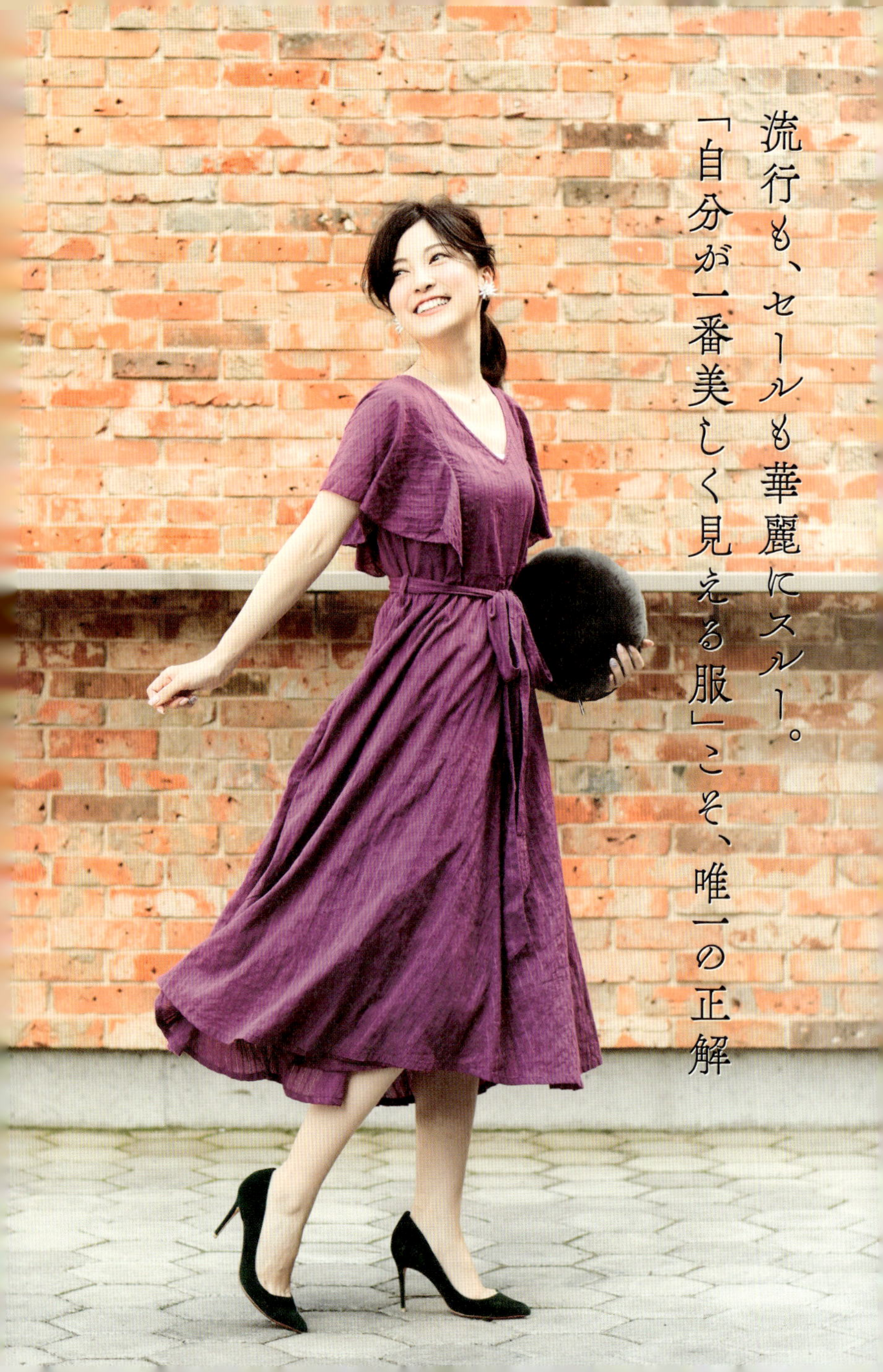

流行も、セールも華麗にスルー。
「自分が一番美しく見える服」こそ、唯一の正解

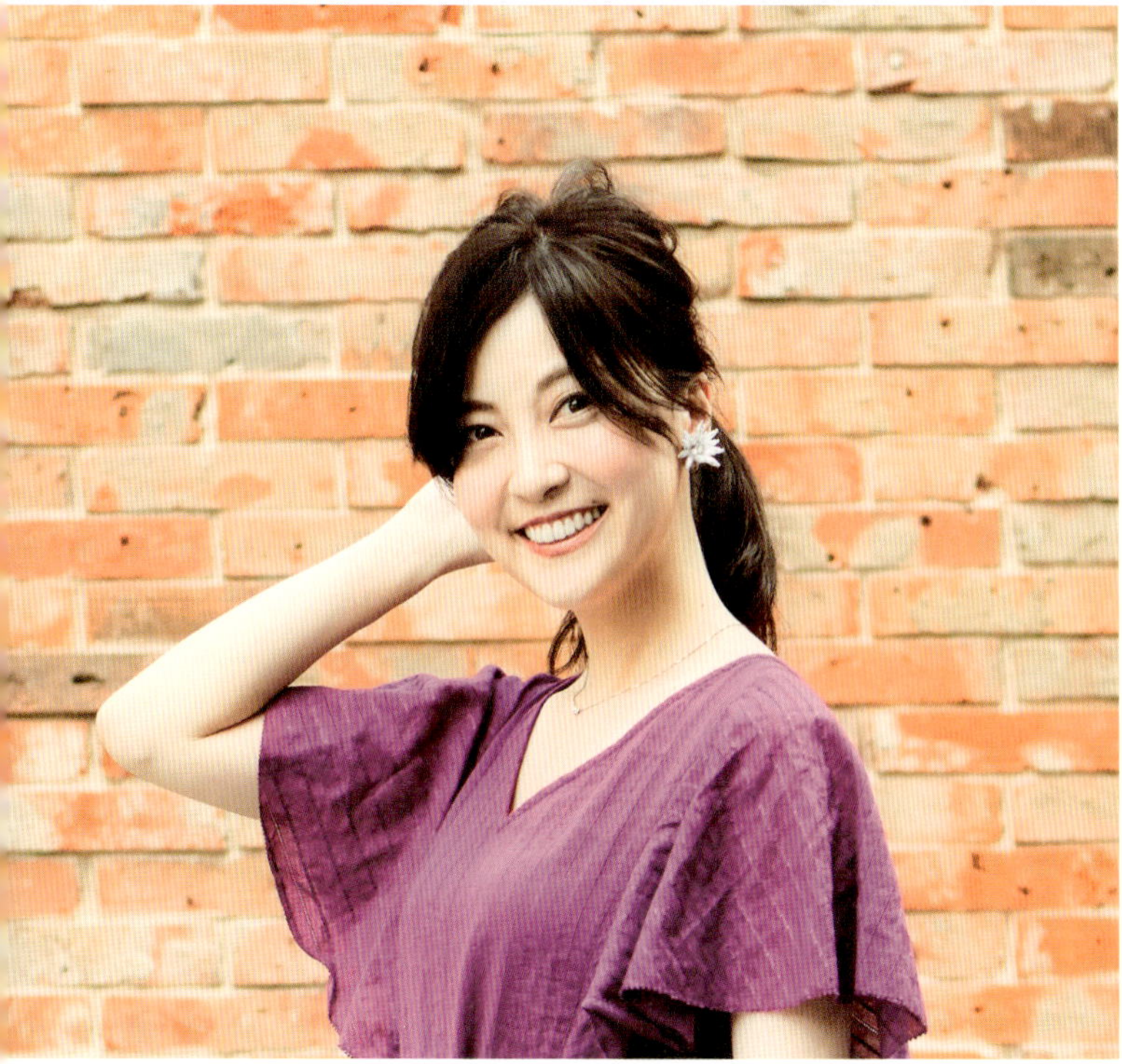

「好き」や「流行」を基準にしても
どこかしっくり来ないのは、
肝心の「似合う」が
どこかに行ってしまっているから。
スタイルアップとおしゃれが
同時に叶う「似合う服」は、
最強の若返りツール。
その第一歩は「自分を知る」ことから
始まります。
HMdコーチ　寺尾智子

01

「似合う」を追求すれば、「ハタチの自分」に余裕で勝てる

これまでにご紹介したのは、いわば土台から若返る方法でしたが、見た目の若さを演出するのにもっとも即効性の高いのは、ファッションを変えることです。

ただし、そのときに陥りがちなのは「若作り」というワナ。言うまでもなく、若作りはかえって年齢を感じさせ、痛々しく見えてしまいます。「若見え」と「若作り」は似て非なるもの。**そこで、まず「自分を知る」ことから始めましょう。「自分を生かす」「自分に似合う」を追究すると、若作りに陥ることなく、自然に、若く、美しく見えていくのです。**そのときに大きな助けになってくれるのが、「骨格診断」と「パーソナルカラー」という二つの理論です。

そもそもファッションは、「色」「形」「質感」という3つの要素で構成されています。これらを、着る人の筋肉や脂肪のつき方、骨格の特徴、質感と組み合わせ、どんな

アイテムがその人をスタイルアップ、センスアップして見せてくれるのか、ということを導き出す理論が「骨格診断」。そして、肌、目、髪など生まれ持ったボディカラーに似合う色を身につける理論が「パーソナルカラー」。つまり、これまであいまいだった「似合う」という概念をていねいに分析していった結果、「こういう体型や質感の人はこういうものが似合う」ということが、具体的にわかるようになった、画期的な手法なのです。

骨格診断では、すべての人を3つのタイプに分類し、それぞれのタイプのよさをもっとも引き出すファッションを提案していますが、これは一生変わることはありません。ですから、テクニックを一度身につけると、いくつになっても「今が一番輝いている私」になることも可能。すると、久しぶりに会った学生時代の友達に、「なんだかあの頃よりも、素敵になったね」なんて言ってもらえることも！　実際に若かったあの頃よりも今のほうがいいと言ってもらえることは、誰にとってもとんでもない快感であり、歳を重ねても、堂々と「自分が好き！」でいられます。ぜひ、「ハタチの自分」よりも素敵な自分をめざしましょう。

あなたの「似合う」が見つかる、セルフ骨格診断

自分の骨格のタイプを知れば、服選びの失敗は激減！
さらに、センスアップと若見えが叶います。
まずは、3つのうち自分はどのタイプなのかセルフチェック。

HMd METHOD
LET'S TRY!

〚ストレート〛

厚みのあるメリハリボディ。
通称「りんご型」

straight

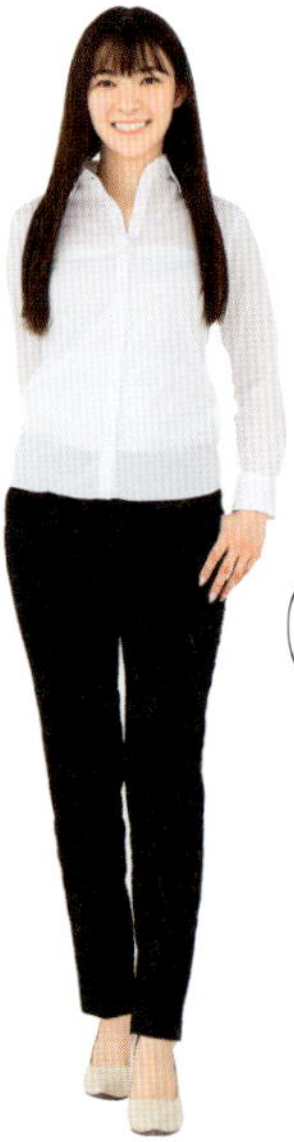

- □ 上半身がしっかりした、上重心の体
- □ 体に厚みがある
- □ 筋肉がつきやすい
- □ ハリのある質感
- □ 肉感的
- □ 存在感がある

シンプルで上質なものを身につけると引き立つ。引き算スタイルが得意なので過度な装飾は避けてシックにまとめるのがおすすめ。

芸能人で言うと……
深田恭子、石原さとみ、鈴木京香

〖ナチュラル〗

骨がしっかりしたスタイリッシュボディ。
通称「フレーム型」

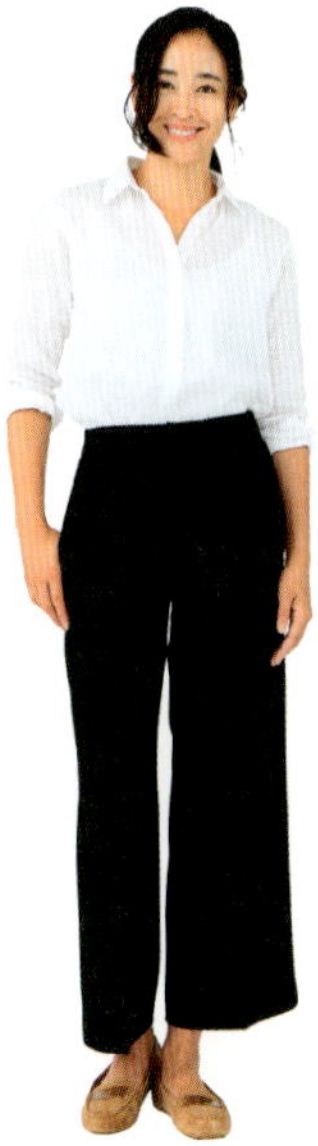

natural

- □ 肉感を感じさせない、骨っぽい体
- □ 筋肉より骨格と関節がしっかり
- □ 重心の偏りがない
- □ マニッシュ
- □ 体の厚みは個人差あり

ラフで肩の力の抜けた大人のカジュアルファッションが洗練された魅力を引き出す。大きめサイズや、作り込みすぎないざっくりとしたデザインが得意。

芸能人で言うと……
今井美樹、梨花、中谷美紀

〖ウェーブ〗

華奢なカーヴィーボディ。
通称「洋ナシ型」

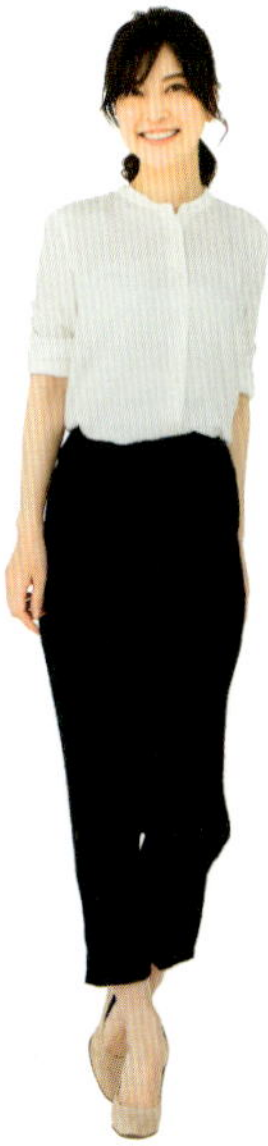

wave

- □ 上半身の厚みが感じられない
- □ 胸が薄い
- □ 平面的な骨格
- □ 下重心
- □ やわらかな曲線と質感

女性らしい華やかなものを身につけるとエレガントな印象に。足し算スタイルが得意なので、淋しい印象にならないようアクセサリーやヘアスタイルで工夫を。

芸能人で言うと……
松田聖子、桐谷美玲、黒木瞳

02

ストレートさんの最強スタイルアップコーデ

体全体が立体的なメリハリボディ。どちらかというと上に重心があり、肌に筋肉のハリを感じさせます。そんなストレートさんは、余計なものを足さず、肉感のある体をすっきりと見せることが基本。ハリのある上質な素材、シンプルなデザイン、そして肩幅・丈感などが体に合ったジャストサイズの服を身につけると、女性らしさが際立ち、素敵に見えます。

ポイントは、ネックラインの抜け感と、膝上に比べてすらっと引き締まった膝から下の脚のライン。**胸元の厚みはVネックで逃がし、膝より少し上までのスカート丈であえて膝下を見せることで、体全体が引き締まって見えます。**逆に避けたいのは、肉感を拾って太見えさせてしまうとろみ素材や過度な装飾など。腰が高く、お尻に立体感があるので、パンツスタイルも足を長く見せ、よく似合います。

かっちりジャケット × タイトスカート を ジャスト サイズで正統派に着こなす

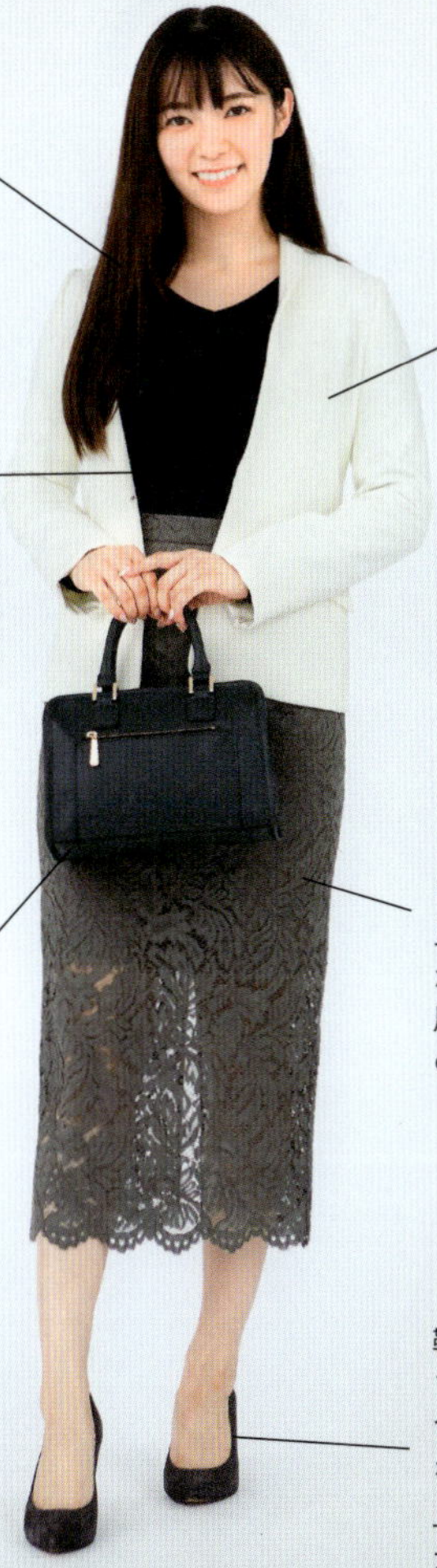

ヘアはきちんと感があるスタイルが得意。ストレートヘアか毛先だけのパーマなど。耳を出すスタイルも○

ジャストサイズですっきりと見せてくれるジャケットは得意アイテムです。

首回りや胸に飾りがあると太って見えるので、トップスは胸元が縦に開いたものを。

フレアスカートは着太りして見えるので、ひざ下とヒップラインを見せるタイトスカートがおすすめ。レースは厚手で模様の大きいものを。

バッグは、ケリー風やボストンなど、マチが厚く、かっちりしたタイプがハマる。

靴は、パンプスやローファーなど、シンプルでラフすぎないものを。素材は表革など、上質なものを選んで。ナイロン素材はNG。

03

ウェーブさんの最強スタイルアップコーデ

体は薄く、華奢で、身長に対して首が長め。肩にかけてなだらかなラインを描き、細い鎖骨も女性らしいはかなげな雰囲気。肌は、筋肉よりも脂肪を感じさせるソフトな質感です。そんなウェーブさんは、華奢な体が淋しく見えない装飾的なファッションがよく似合います。**薄く柔らかい素材で作られたボリュームトップスや、フリル、リボン、レースなどの飾り、重ね着など、足し算するスタイルが女性らしいエレガントさを演出してくれます。**

上重心にコーデを作ること。そしてハイウエスト気味にウエストをしっかりマークするとバランスがよくなります。腰が低く、お尻を高く見せる肉がつきにくいので、どちらかというとパンツは苦手。選ぶならダボッとしたものは避け、下半身がコンパクトになるスキニーかストレートタイプを。

タイトなトップス × ふんわりスカート な
フェミニンスタイルで特権を満喫！

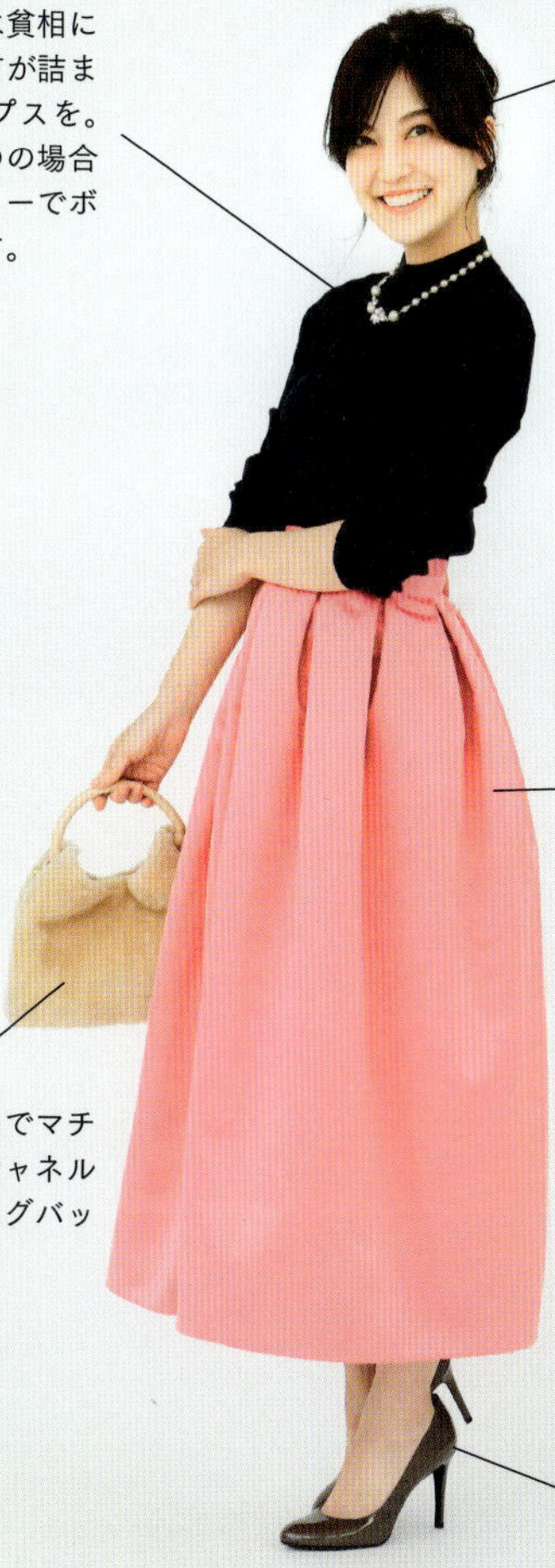

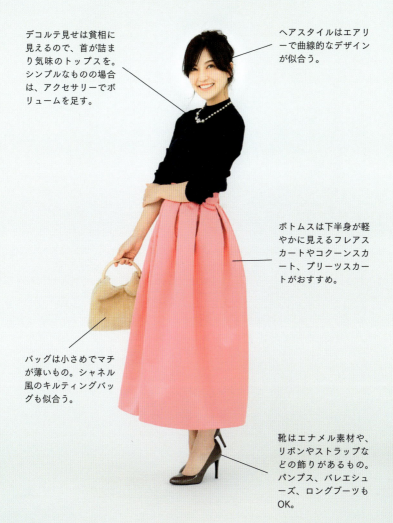

デコルテ見せは貧相に見えるので、首が詰まり気味のトップスを。シンプルなものの場合は、アクセサリーでボリュームを足す。

ヘアスタイルはエアリーで曲線的なデザインが似合う。

ボトムスは下半身が軽やかに見えるフレアスカートやコクーンスカート、プリーツスカートがおすすめ。

バッグは小さめでマチが薄いもの。シャネル風のキルティングバッグも似合う。

靴はエナメル素材や、リボンやストラップなどの飾りがあるもの。パンプス、バレエシューズ、ロングブーツもOK。

04

ナチュラルさんの最強スタイルアップコーデ

膝頭、くるぶしなどの関節が大きめで、全体に骨っぽさを感じさせるナチュラルさんは、カジュアルが一番カッコよくキマるタイプ。ポイントは、骨っぽさをうまく隠して、「この服の下に女性らしい体が隠れている」と想像させること。

そのため、骨格を強調するジャストサイズやピタピタサイズより服の中で体が心地よく泳ぐような大きめシャツやオフタートル、また、**縦に長いラインを生かしたロングジレやロングジャケット、ロングネックレスが◎。「Iライン」を作ると、一気に垢抜けます。**素材でいうと、麻やコットン、ウールなど、天然素材で風合いのあるものがおすすめ。苦手なのは、フリルやシフォンなどの甘めの装飾や素材。かわいらしいテイストが好きな方は残念に思うかもしれませんが、ナチュラルさんだからこそ出せる洗練された女っぽさは、真似できない雰囲気があります。

オーバーサイズシャツ × サルエルパンツ で リラクシングな、こなれ感を演出

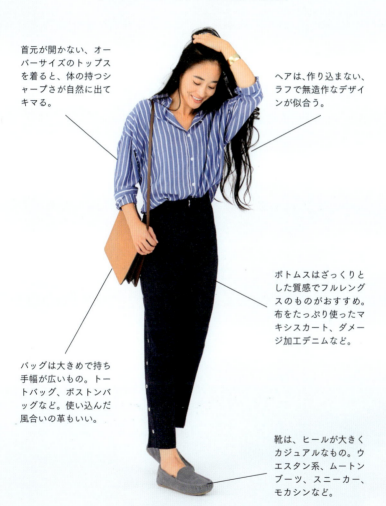

首元が開かない、オーバーサイズのトップスを着ると、体の持つシャープさが自然に出てキマる。

ヘアは、作り込まない、ラフで無造作なデザインが似合う。

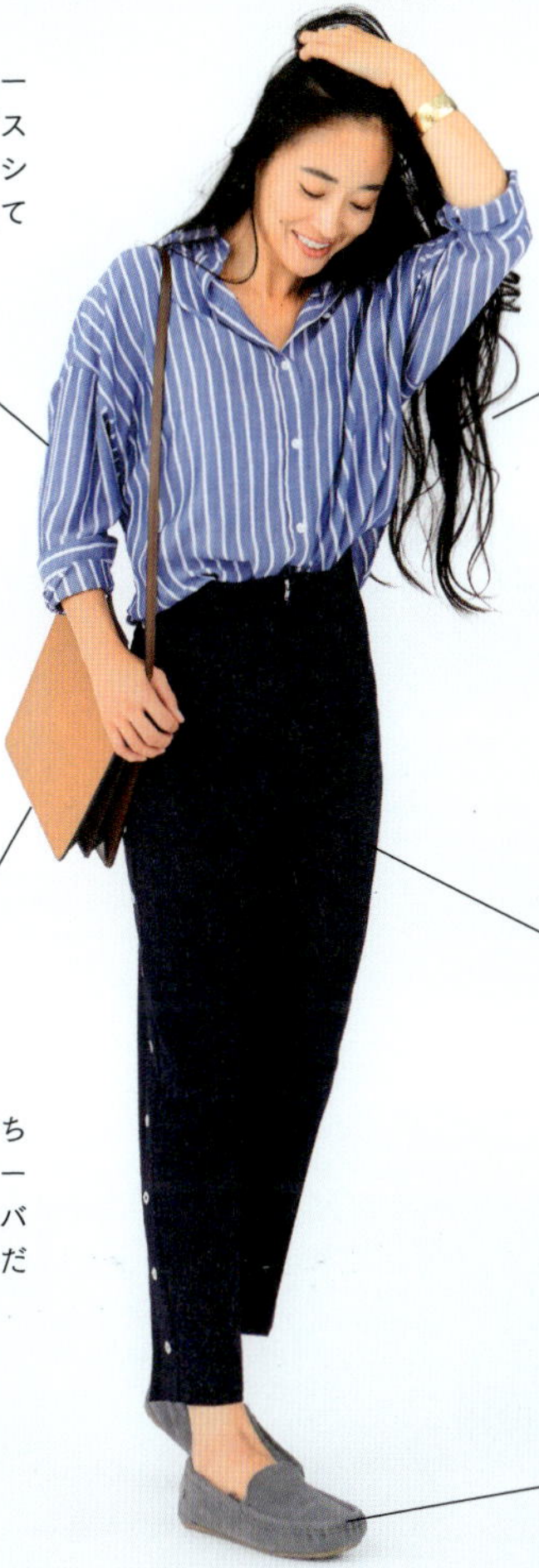

ボトムスはざっくりとした質感でフルレングスのものがおすすめ。布をたっぷり使ったマキシスカート、ダメージ加工デニムなど。

バッグは大きめで持ち手幅が広いもの。トートバッグ、ボストンバッグなど。使い込んだ風合いの革もいい。

靴は、ヒールが大きくカジュアルなもの。ウエスタン系、ムートンブーツ、スニーカー、モカシンなど。

05

最強の若返りカラー「白」には2種類あった。その選び方を誤ると台無しに

集合写真を見るとわかるのですが、白を身につけている人は、顔色がぱっと明るく、華やかに見えます。それは、白は色の中で一番反射率が高い色だから。ですが、白ならなんでもいいわけではありません。

白い服の代表といえば、ウエディングドレス。ウエディングドレスには「純白」と「生成《きな》り」っぽい色味のものがあり、どちらが着る人をいっそう美しく見せるかは、その人の肌色によります。カラー診断でいうと、ブルーベースの人なら純白、イエローベースの人なら生成り。つまり、**一口に「白」といっても2種類あると考えましょう。ブルベの方が生成りを着ると黄ぐすみして顔色が悪く見えたり、イエベの方が純白を着ると肌になじまず首から上が浮いてしまったりするので、どちらが自分を引き立たせてくれるか、しっかりと理解しておくことが大切です。**

ブルベかイエベかの判断は、P134、135のカラーシートを使って試してください。すっぴんの状態で顔の両側に当てて鏡を見ます。自分で診断することも大切ですが、家族やお友達に、「どっちがいい感じに見える?」と率直な感想をもらうとより正確。ハンカチやシーツなど、大きめの真っ白な布と生成りの布の2種類を用意して同様に行えば、よりわかりやすいでしょう。真っ白が似合うならブルベ、生成りが似合う方ならイエベの可能性が高いです。または、ベビーピンクとオレンジのチークを片方ずつ広めに塗り、ベビーピンクがなじむならブルベ、オレンジがなじむならイエベの可能性が高いです。ひと手間ですが、最強のカラーだからこそ、きちんと選ぶと絶大な若返り力を発揮します。

「色白さんはブルベ」と誤解している方もいるのですが、色白さんもブルベとイエベに分かれます。自己診断が難しければ、デパートの化粧品カウンター等で簡易的に診てもらうこともできます。確実に知りたい場合はプロのパーソナルカラーアナリストによる診断をおすすめします。

あなたの若返りカラーはどっち?

最強の若返りカラー・白も、選び方を間違えると逆効果。
「純白」と「生成り」、あなたを引き立てる色はどっち?
このページを顔の近くに当てて鏡を見てみましょう。

HMd METHOD
LET'S TRY!

off white

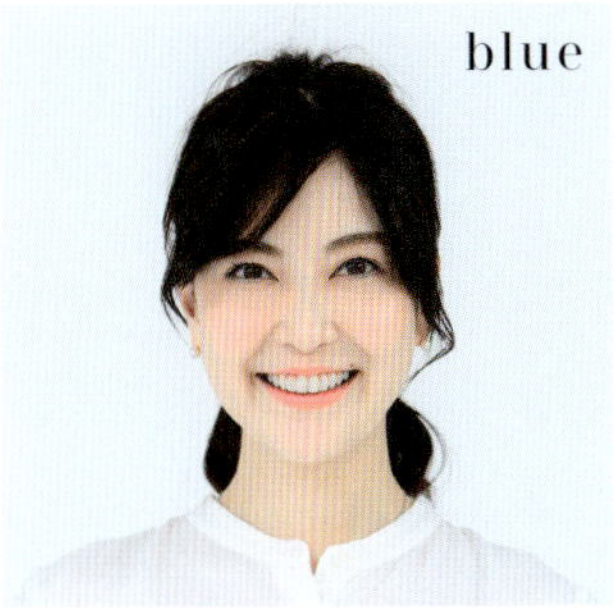

純白が似合う人はブルーベース。黄色みの入った白は、黄ぐすみして顔色が悪く見える。

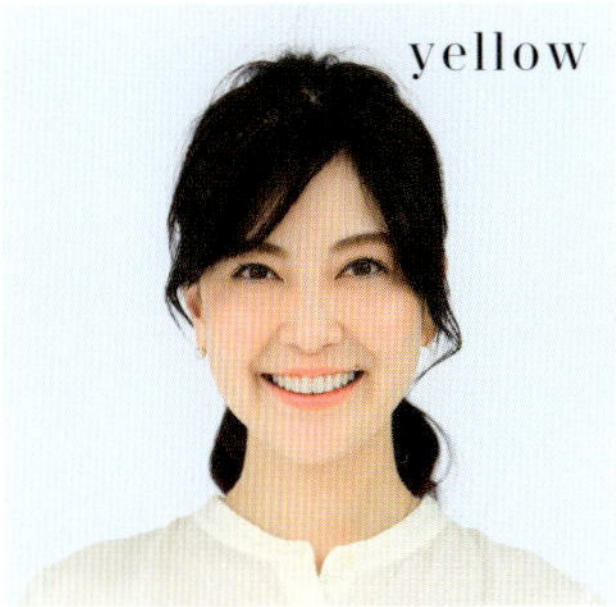

生成りが似合う人はイエローベース。真っ白を着ると学生の制服のような雰囲気になるので注意。

white

06

黒は万能じゃない。一生使える「ベーシックカラー」の法則

「パーソナルカラー」という、似合う色の診断方法をご存知の方も多いと思います。色のグループを「スプリング」「サマー」「オータム」「ウィンター」の4つに分けますが、ごくおおざっぱにいうと、ブルベの方でライトな色が似合う方は「サマー」、深みのある色が似合う方は「ウィンター」。イエベでライトな色が似合う方は「スプリング」、深みのある色が似合う方が「オータム」。この中で、黒が本当に似合うのはウィンターの方だけなのです。

ベーシックカラーは、基本的にイエベの方はベージュ系、ブルベの方はグレー系がおすすめ。ただ、ベージュやグレーは色の幅が広く、**イエベさんがグレーを着るなら、青みがかったグレーではなく、黄色の入った温かみのあるグレーを。ブルベさんが黄色っぽいベージュを選ぶと黄ぐすみするので、グレーがかったベージュ、**

「グレージュ」を選ぶとよいでしょう。ネイビーなどの黒に近い色は、基本的にブルべさんにおすすめですが、イエベさんに似合う色もちゃんとあります。ところが、黒は寄せようがないので難しいのです。黒は非日常の色と言い切り、特別な機会にしか身につけないという方もいるほど。「ラクだから」という理由で何気なく黒を選んでいた方は、自分の魅力を減らしていないか、一度見直してみましょう。

すでに黒のアイテムが多いとか、仕事柄どうしても黒を着なくてはいけない、という場合は、インナーを白（前ページを参考に、似合う白は厳密に選んで！）にしたり、アクセサリーをはさみ、顔の近くでの黒の影響を少なくしましょう。ストールも優秀なお助けアイテムです。

yellow

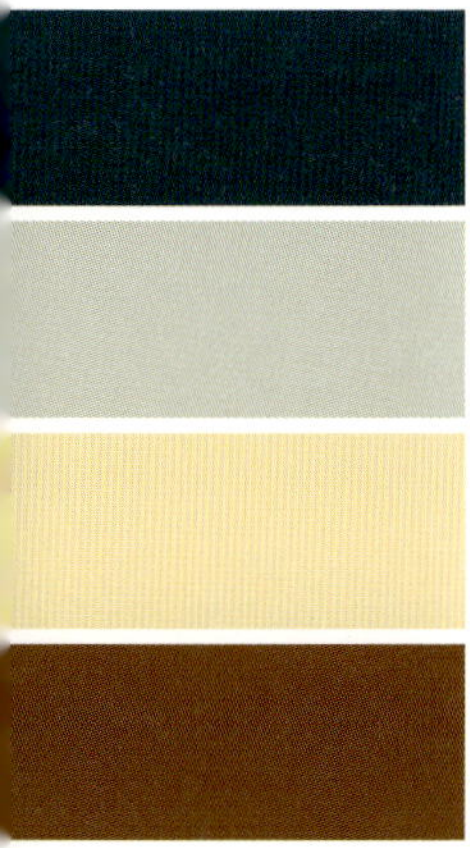

blue

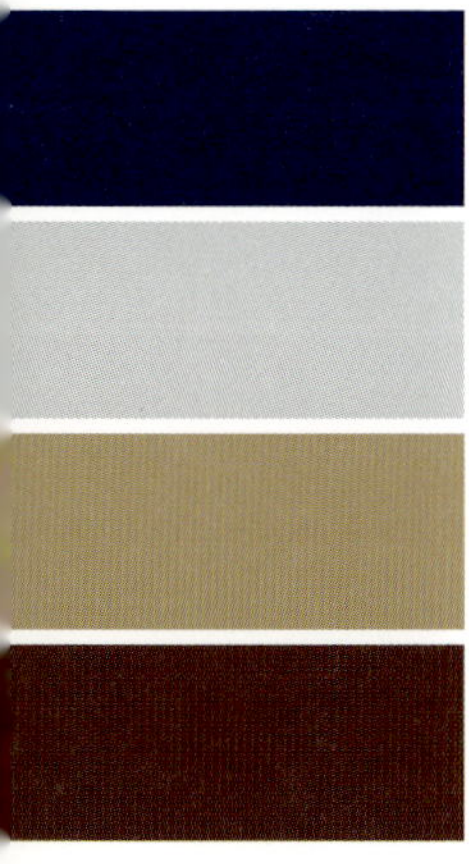

07

流行のファッションを、自分軸で楽しむためのルール

かつてほど爆発的な流行はなくなったとはいえ、ラインやディテール、色使いなどで「今らしさ」を感じさせてくれるアイテムは、やはり心を弾ませてくれるもの。でも大人になったら、流行とのおつきあいには一呼吸置きましょう。もうおわかりの通り、流行のアイテムの中にも、自分に似合うものとそうでないものがあるからです。骨格タイプで見たときに、自分のタイプに合わないものは迷わずスルー。反対に、合うものであれば、流行しているときはアイテムが豊富ですから、上質なものを手に入れておいて、自分の定番にするのもひとつの手です。

ただそうやって慎重に選んでいても、つい魔が差してしまうのがセール。セールでの失敗は誰もが経験していると思いますが、それは、**「この品質とデザインでこの値段なら安い」と、目が完全にその「アイテム」しか見ていないから。一番大事な、**

「自分に合うかどうか」ということがどこかにいってしまっているからです。セールこそ、あらかじめ自分に似合う色と形を頭に叩き込んで参戦すべき。自信がないのなら、セール自体パスしてしまいましょう。着ない服を3着買ってたんすのこやしを増やすより、自分を数段よく見せてくれる1着を吟味して手に入れたほうが、ずっとお得なのですから。同じ意味で、ショップスタッフさんの「お似合いですよ」という言葉も要注意。あちらは仕事柄、あくまでもそのブランドの提案に沿ったものや売れ筋の中からおすすめしているのであって、あなたにぴったり合ったものを見つけ出してくれるわけではありません。

「自分のタイプありき」の服選びは、「自由がなくなる」とつまらなく感じる方も多いのですが、意外にも、「これも似合うんだ！」と、選択肢が広がる経験をする人も。今まで手が出なかった価格帯のものも、理論的な裏付けがあって「似合う」と確信できるのなら、失敗を恐れずに買うこともできます。それを続けていると、自分に似合うものだけに囲まれた、組み合わせも自由自在の、本当の大人のワードローブが完成します。

HATTO column

爪は美意識のバロメーター あきらめずにケアすれば必ず応えてくれる

私がネイルサロンビジネスを始めたのは約20年前。お客様の中には、その頃から通ってくださっている方もいます。その方たちは、総じて見た目がお若い。中には60代で40代にしか見えない方も。指先や足先のお手入れを怠らない美意識の高さが、若さや健康を保つ秘訣なのでしょう。とくに手は、お手入れの成果や変化が自分の目に入りやすいので、美を保つため、生活や健康に気を配る意識が高まります。

私のサロンでは、ネイルだけでなく、その前のケアをとても大切にしています。というのも、やはり土台となる手元が美しくないと、せっかくのカラーやデザインが浮いてしまったり、持ちが違ってくるから。サロンで一気にきれいにしてもらおうと来られる方もいらっしゃいますが、サロンでどんなにケアしても、やはり、1回で望み通りの結果を得るのは難しいと言わざるを得ません。そこで家でできる手

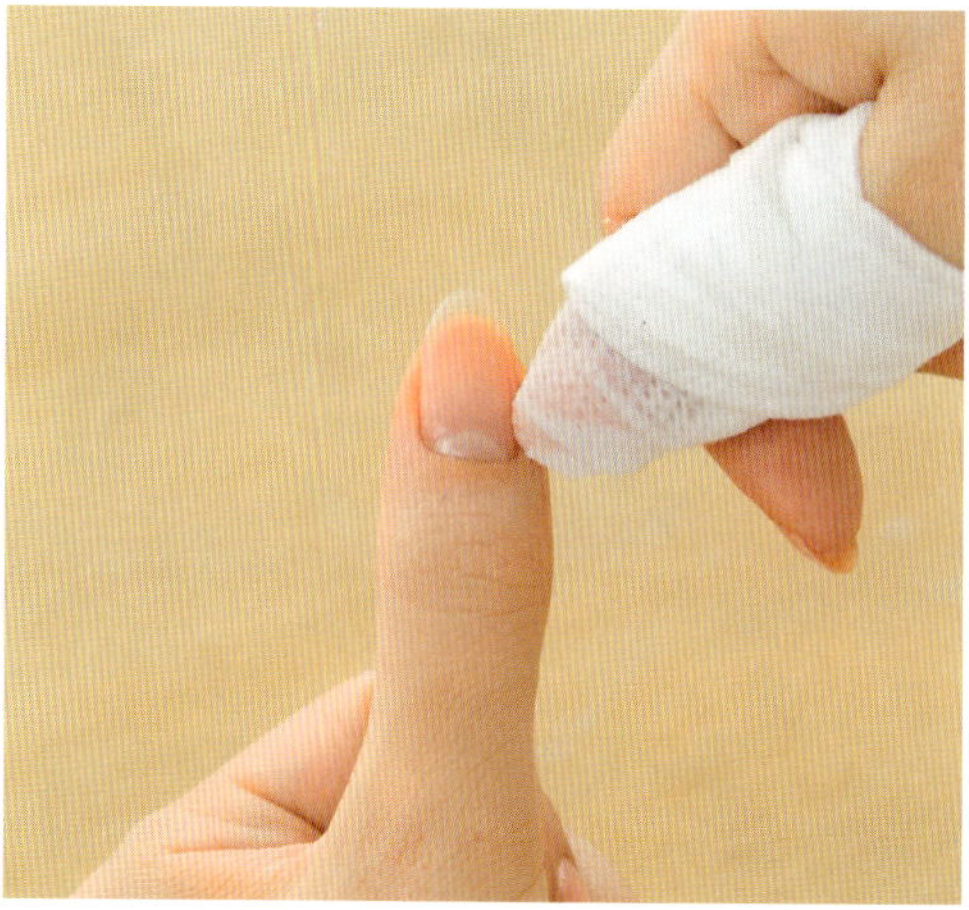

甘皮ホームケア

親指にガーゼか薄いハンカチを巻いて、反対の手の爪の生え際をくるくると優しくすべらせます。甘皮が押され、爪の輪郭が整うと同時に、健康な強い爪が生えてきます。強く押しすぎないように注意。

元のケアをご紹介しましょう。

①週1回、お風呂に入ったときにスクラブで手の甲と指先をマッサージ。古い角質が取れ、手元に透明感が生まれます。

②お風呂から上がったら、薄いガーゼを親指に巻きつけ、爪の生え際（甘皮の部分）を、爪のラインに沿ってすべらせる（上写真）。甘皮と爪の表面の角質が取れて、爪のラインがきれいになります。爪は根元で作られているため、血行がよくなり、強い爪を育てることにもつながります。

③乾燥を防ぎ、栄養を与えるために、爪にオイルをすり込みます。

HATTO column

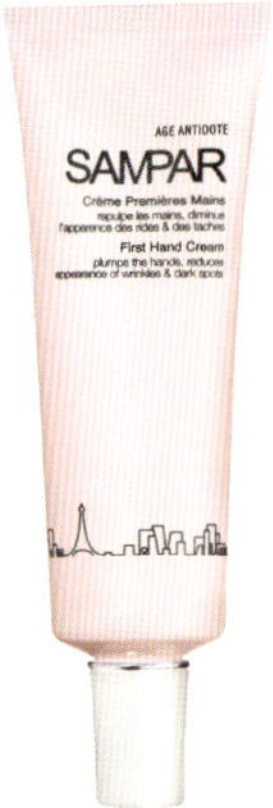

お気に入りのコスメはお手入れの気分をアゲてくれる。フランスでメディカルオーガニックの認定を受け、その効果と使い心地で、人気爆発中。SAMPAR ジャパン／ファーストハンドクリーム ¥4,000

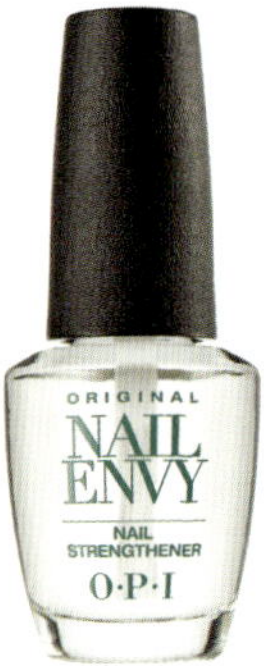

濃いネイルは、かえって老けて見えることも。健康的な爪ならツヤを足すだけで若々しさアップ！爪の保護強化力のあるトリートメントがおすすめ。オーピーアイジャパン／ネイルエンビー ¥3,900

④手元全体に化粧水で水分を与え、ハンドクリームを手に取って手のひらで温めてから手の甲に塗って保湿します。

手元が美しくなったら、ネイルにはあえて強い色を使わず、ツヤ感と血色感だけ足すといっそう若々しく。ＯＰＩのネイルエンビーはウィートプロテインとカルシウムが含まれ、爪を保護しながら美しいツヤも叶えてくれるすぐれもの。

繰り返しになりますが、体は本当に正直で、手をかければかけただけ、ちゃんと応えてくれます。とくに手元は、その人の美意識のバロメーター。ちゃんと意識を向けてあげてほしいと思います。

PART

[07]

しなやかな筋肉が
最上の若見えドレス

監修

HMd ボディプロデューサー
池畑 薫

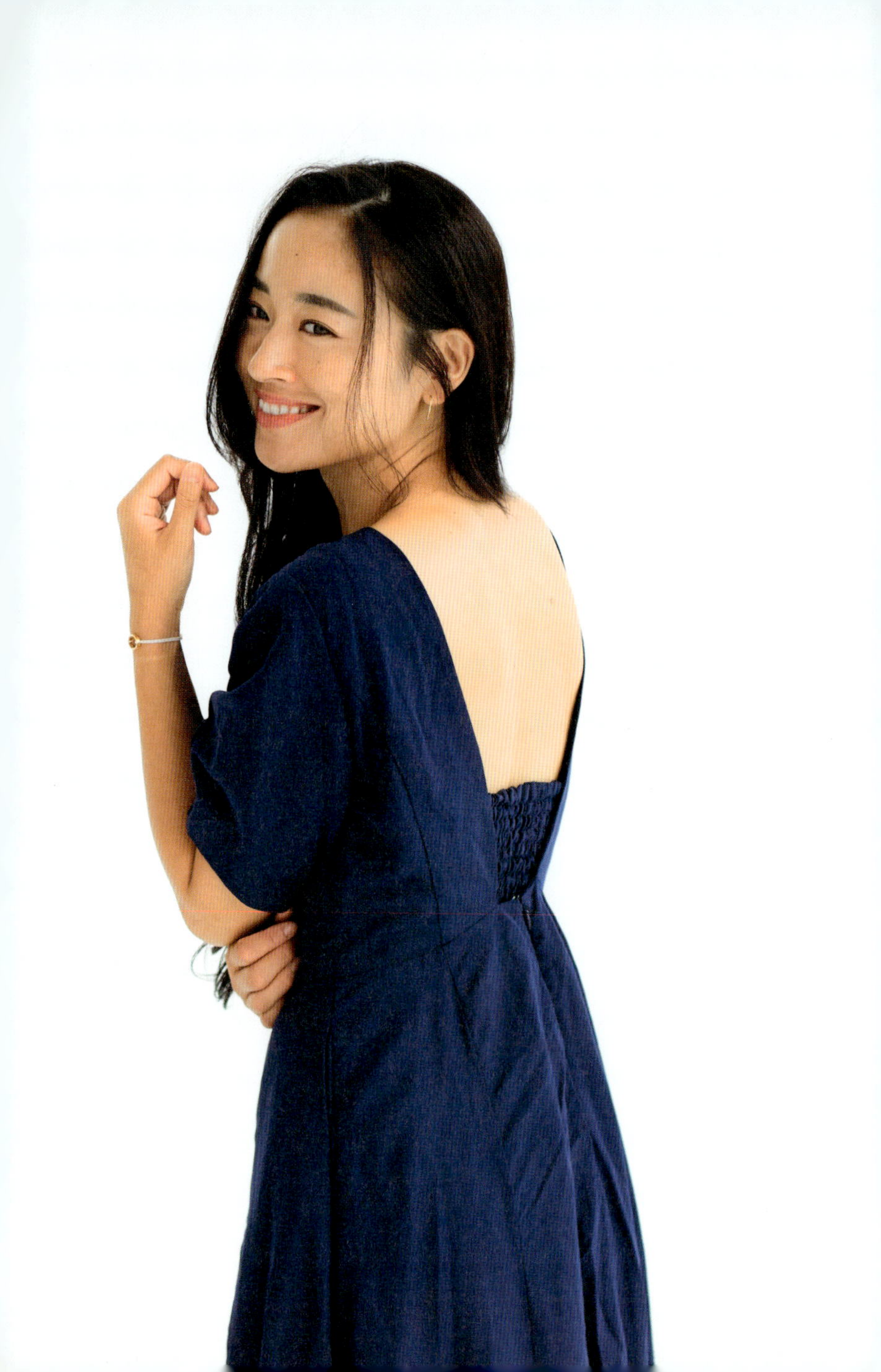

欲しいのは、しなやかな筋肉。
めぐりのよい体は、見た目にも若く、美しい。

本当の若さは、コア（体幹）から生まれます。
コアを正しく使えば、姿勢は美しく、内臓機能もアップし、体は自然とスリムに。
いくつになっても見せたくなる、すっきりとした背中も叶います。

HMdコーチ　池畑　薫

01

若返りには「コアトレ」一択。ハードトレーニングにご用心

6つに割れた腹筋やキュッと丸く盛り上がったヒップ。鍛えられた体はやっぱりカッコいい——というわけで、今、女性にも筋トレが大ブーム。ところが、ハードにやりすぎて腰痛や肩こり、首の痛みなど、かえって体を傷めてしまう例が増えています。本人は痛みを感じれば感じるほど「やっている感」が得られて満足するのですが、それは大きな勘違い。一部の筋肉だけが鍛えられることで体がゆがんだ状態で固定され、関節がうまく動かなくなっているだけなのです。そのまま固まってしまうと血のめぐりが悪くなり、若見えどころか老けていってしまいます。

「体が若い」とは、血流や代謝など、エネルギーが体全体にうまくめぐっているということ。循環がよければ肌ツヤもよくなりますし、目の輝きも違ってきます。生き生きとした生命力を感じさせる状態です。

それには、体の外側を覆っている筋肉ではなく、コア、すなわち体幹を鍛えることが大切。体幹が衰えると内臓を支えられず、下がってきます。すると内臓の働きが悪くなったり、尿もれの原因に。また、体幹の代わりに表面の筋肉で体を支えるので、体がガチガチに凝って血流が悪くなります。筋肉が凝ると関節の可動域も狭くなり、動きづらくなります。つまり、体幹の衰えは老化を加速させるのです。

そもそも、人はどんな動作をするときにも体幹を使うのですが、子供と違って大人は四肢の力が発達しているので、あまり使わなくても済んでしまいます。その結果、体幹が衰えてしまう。**体幹を正しく使えれば、筋肉に負担がかからず、ほどよくゆるんだ状態になります。すると血行がよくなり、内臓が正しい位置に上がってくることで働きも良好に。食べたものがきちんと吸収され、体にエネルギーが行き渡ります。**また、無駄なところに力が入らないので、腰痛や肩こり、疲労も軽減。さらに、姿勢がよくなるのでお腹のぽっこりも解消、といいことづくめ。体幹トレーニングは、大人に必要なメンテナンスなのです。では、日常生活の中で無理なく体幹を鍛える方法をご紹介していきましょう。

02

見とれる座り姿は、「坐骨と寸胴」で作る

体幹を使う上でまず気をつけてほしいのは、座り方。**「坐骨を立てて」座ることを意識します。**坐骨とは、左右の骨盤の一番下にある、三角にとがった部分。この2点に体をのせるイメージで座りましょう。すると骨盤が立ち、自然に体幹が使えます。よくある間違いは、背骨のいちばん下にある平らな骨、「仙骨」で座る座り方。背中が丸まり、腰や肩が疲れますし、立ったときお尻が下がって老人のように。そこで1日5分でいいので、坐骨で座ることを意識し、体幹を使う感覚にスイッチを入れましょう。ポイントは、坐骨を立てるときに反り腰にならないこと。これは体幹ではなく腰の筋肉を使っている状態。そこで**まるで寸胴鍋が胴体に入っているかのように、お腹と背中側、前後の長さを同じにします。**これが、上半身に余計な力が入らず、体幹だけを使ってリラックスして座れている状態です。

BASIC

正しい座り方

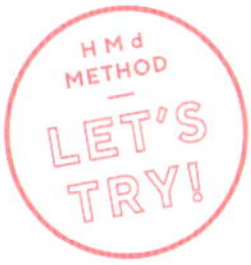

背中が曲がった状態で前を向こうとするとアゴが上がり、肩も内側に入ってしまう。正しい座り方なら、アゴは自然と引いた状態に。

背骨の一番下の「仙骨」で座るのがクセになりがち。仙骨で座ると骨盤が後ろに傾き、背骨に負担がかかる。内臓も押しつぶされて血行が悪くなる。

正しい座り方をすると、お腹に寸胴鍋のような筒状のものが入っているように、体の前と後ろがストンと同じ長さに。これが、コア（体幹）を使っている状態。

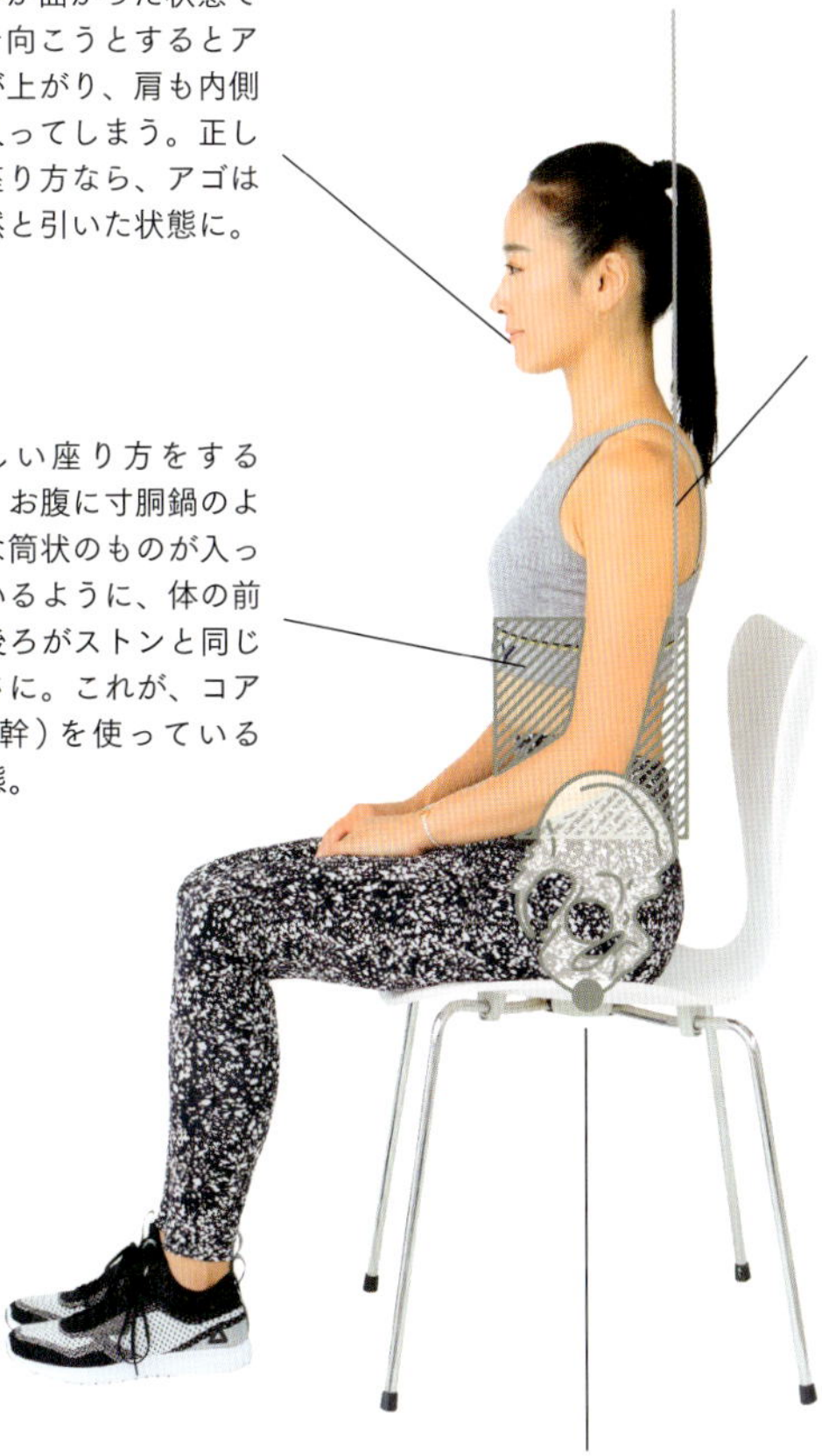

骨盤の頂点が坐骨。立ったときに骨盤が後ろに倒れ、坐骨が下がっているのは老化現象。1日5分だけ、坐骨で座ることを意識して。坐骨で座ると自然に骨盤が立つ。

オフィスでできる、ながら体幹トレーニング

座っている時間が長いとどんどん体幹が弱く。
ときどきコアトレをすれば、気分もリフレッシュ！

HMd METHOD
LET'S TRY!

training 01

デスク下でこっそり脚上げ

頭が垂直にすっと天井に吸い上げられたようなイメージで座る。
そのままちょっと足を上げると、体幹に効く。

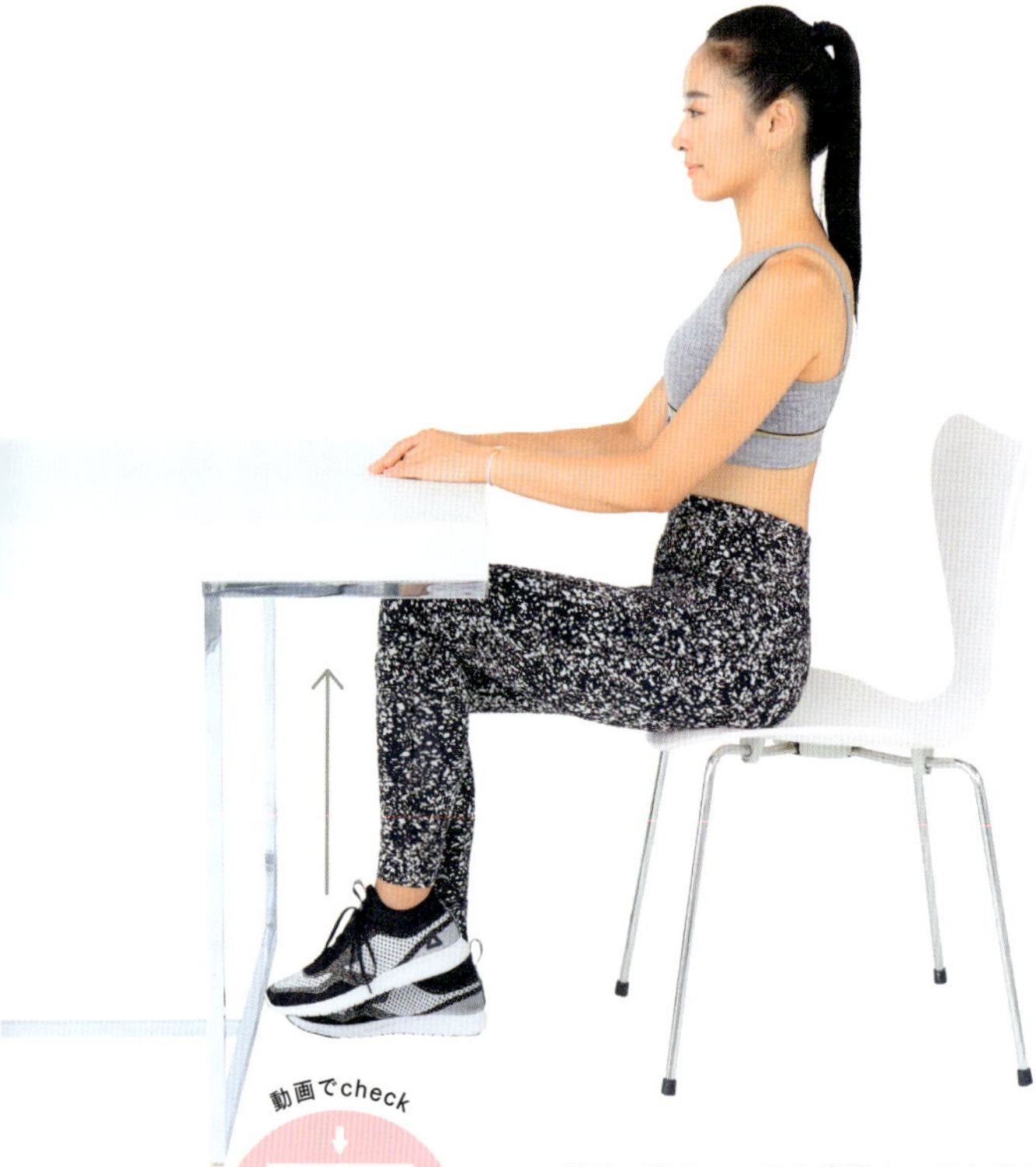

動画でcheck

坐骨で座り、コアを意識して足を床から3センチくらい上げる。体を安定させるために手はデスクにのせる。力が入っているのはコアだけで、肩、肩甲骨、腰はリラックス。

※携帯電話やスマートフォンでQRコードを読みとり、表示されたURLでブラウザを開くとトレーニング動画をチェックできます。

お腹周りの体幹にスイッチオン

training 02

長時間座ってゆるんだお腹周りにピッとスイッチを！
ちょっとした動きで体幹が目覚める。

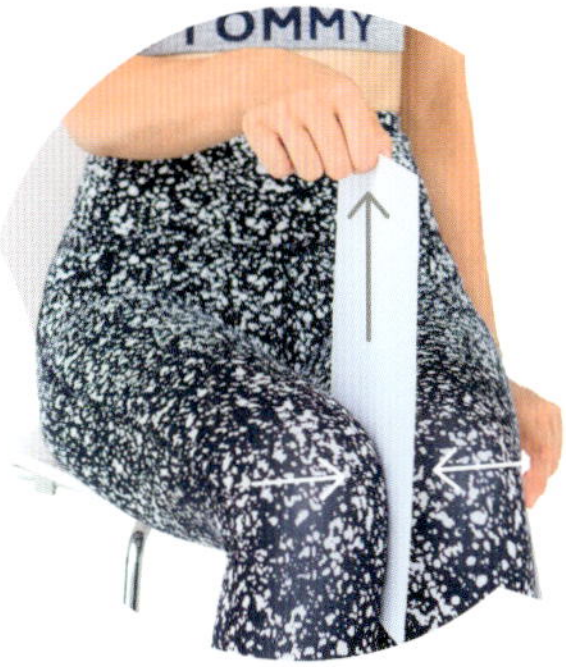

膝と膝の間に紙を入れ、手でスッと上に引っ張る。そのときに、紙が膝の間から抜けないよう両膝でキュッと押さえる。

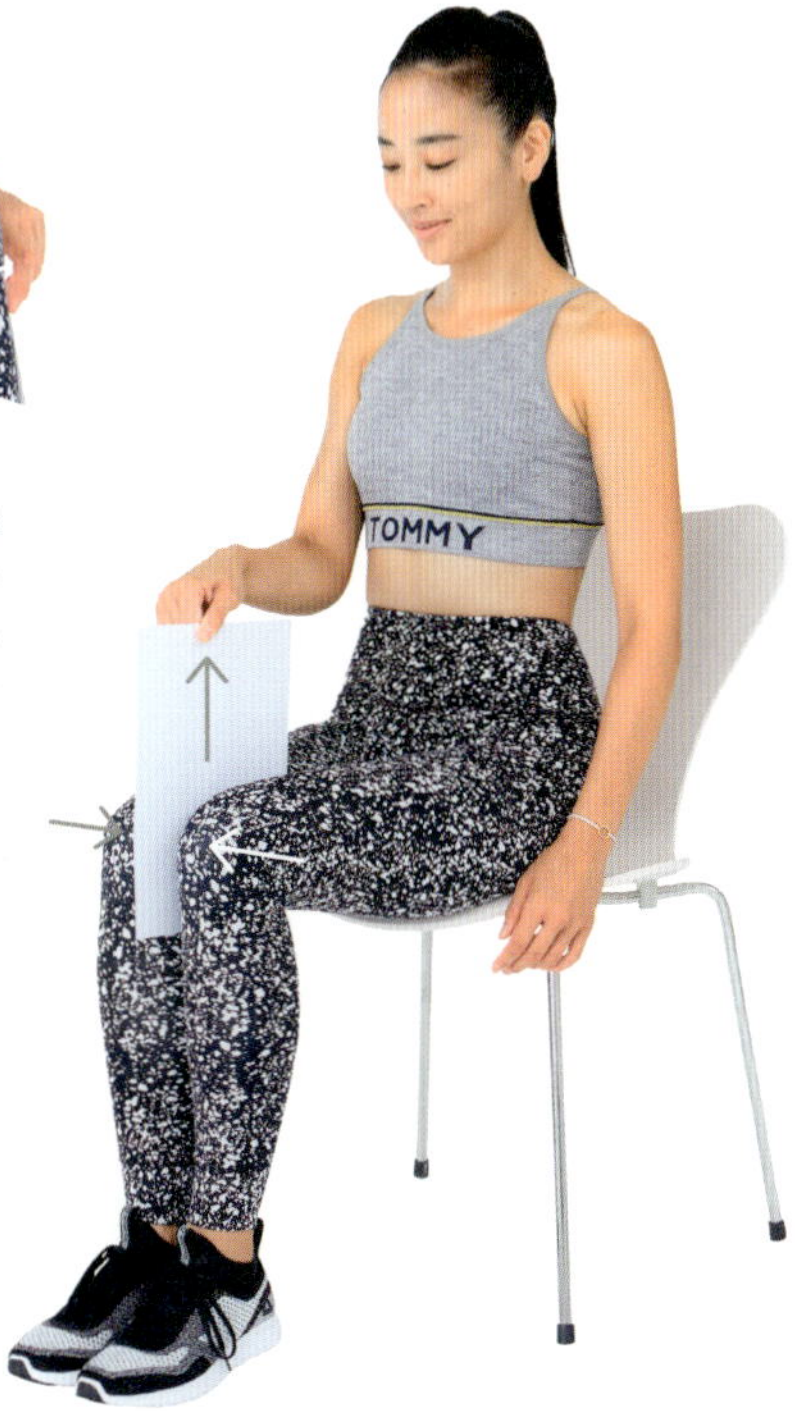

動画でcheck

イスに浅く腰掛け、脚に力を入れやすい姿勢で。ももの外側ではなく、内側の筋肉を意識すると体幹に力が入る。

03

年齢は後ろ姿が語る。「丸い背中」はプラス15歳

お腹周りのぜい肉はみなさんとても気にされるのですが、実はそれ以上に「老け」を感じさせるのは、自分ではなかなか見ることのない、背中の肉。肩甲骨がどこにあるのかもわからない厚く肉のついた背中は、服を着たときのシルエットにも大きく影響し、思った以上に年齢を感じさせます。

また、俗に〝振袖〟と言われてしまう二の腕のぷるぷるとたるんだ肉。やせている人でも年齢とともにたるんでくる人が多く、若見えの大敵ですが、これも、腕そのものよりも背中が使えていないことが根本的な原因のひとつです。そこでぜひ、背中のエクササイズを行いましょう。

ポイントになるのは肩甲骨です。スマホやパソコンを操作したり、家事をしたりと、ふだんの生活では前傾姿勢になることが多く、気がつくと1日に1回も肩甲骨

を動かしていない！　という方が多いのではないでしょうか。**肩甲骨を動かさないと、ぜい肉がつくだけでなく、肩の筋肉が固まって血行が滞り、肩こりになりますし、可動域が詰まって肩関節が動きづらくなり、さらに肉がつきやすくなります。**ですから、1日に数回でも、意識して肩甲骨を動かすことが大事。肩が楽になり、続ければ背中がすっきりとしてきます。

また、二の腕は、実は腕だけ鍛えても絶対にやせません。というのは、もっともたるんでくる腕の背中側の筋肉は、肩甲骨を動かさないと動かないから。腕の付け根である肩甲骨を動かすことで、二の腕の後ろ側の筋肉もいっしょに動き、腕もすっきりするのです。

次ページで紹介する「羽ばたきストレッチ」「壁ストレッチ」「椅子で肩甲骨上下」は、気がついたときに行えば、見た目だけでなく、肩こりや頭痛予防にもなります。

歳を重ねても、若い頃のような、体に不快な部分のない、「疲れない体」を作るのは可能。ただ、何もしないで快調をキープするのは難しくなってくるので、生活の中にこうしたちょっとしたメンテナンスを取り入れるのがコツなのです。

スッキリ美背中を作る肩甲骨トレーニング

肩甲骨が埋もれ、肩が内向きに巻いた
「丸い背中」は、若見えの大敵です。
肩こり解消にもつながりめぐりのよい体に！

HMd METHOD LET'S TRY!

羽ばたきストレッチ

training 01

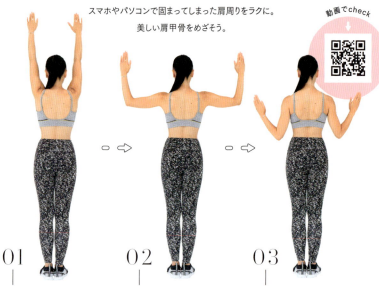

スマホやパソコンで固まってしまった肩周りをラクに。
美しい肩甲骨をめざそう。

動画でcheck

01

腕を垂直に上に伸ばして万歳の姿勢に。腕が斜め前にいかないよう注意。お腹と背中は同じ長さに（寸胴鍋が入っているイメージ）。

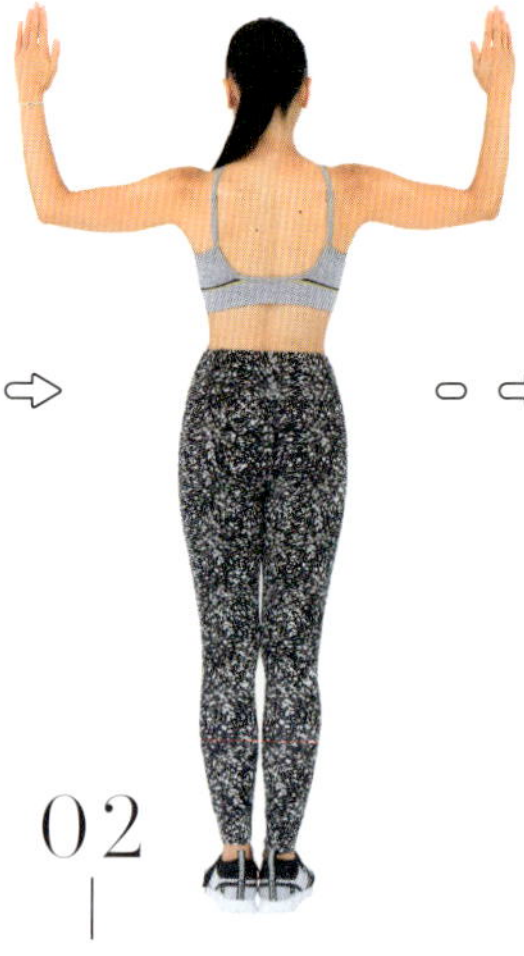

02

万歳の姿勢からそのまま、肩甲骨を意識しながら、肘が90度になるところまで下ろす。背中には力を入れない。耳と肩はできるだけ遠ざける。

03

肘が90度になったら、肘と脇をぐっとくっつける。

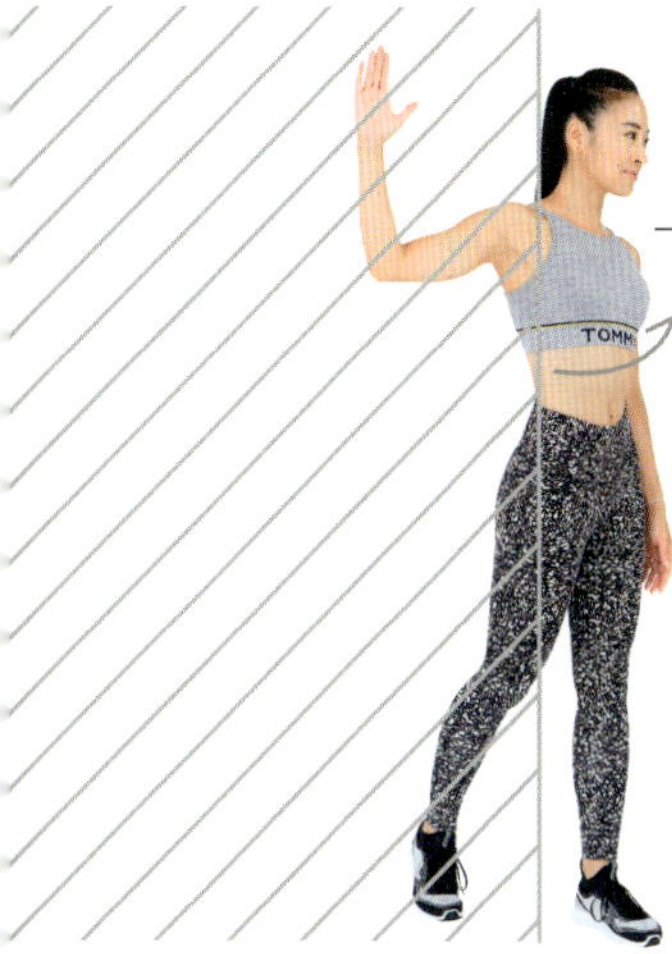

壁で肩ほぐしストレッチ

training 02

壁を使って
オフィスでの肩周りほぐしに。
簡単にできて
気持ちいいストレッチ。

壁に手をついて、体を前へひねるように。肩より上や下に手をつく位置を変えると伸びる場所が変わるので、調整しながらやってみよう。前かがみで縮まっていた胸回りも楽に。

動画でcheck

肩甲骨上下トレーニング

training 03

肩甲骨、二の腕、体幹。すべてに効く万能エクササイズ。
オフィスで席に座る前に5回を目標に！

動画でcheck

01

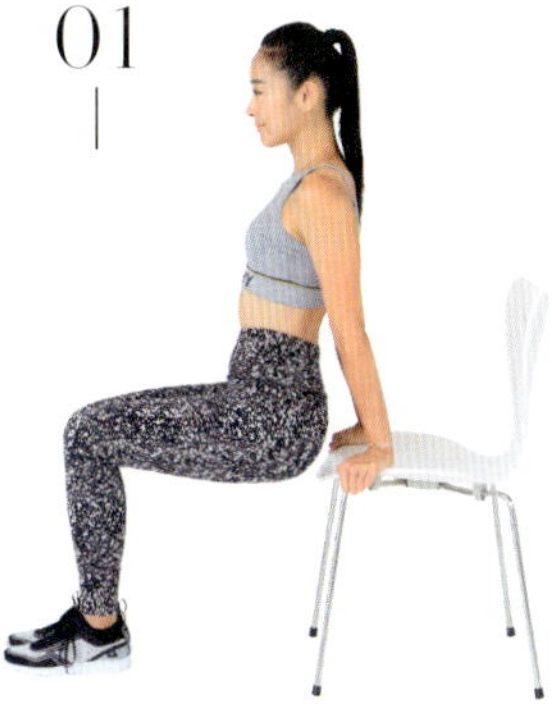

手を、体の後ろに置いたイスについて、中腰の姿勢に。腹を使って姿勢をキープ。肩がすくまないように、肩と耳を遠ざけて。腕を動かすときはその状態のまま。

02

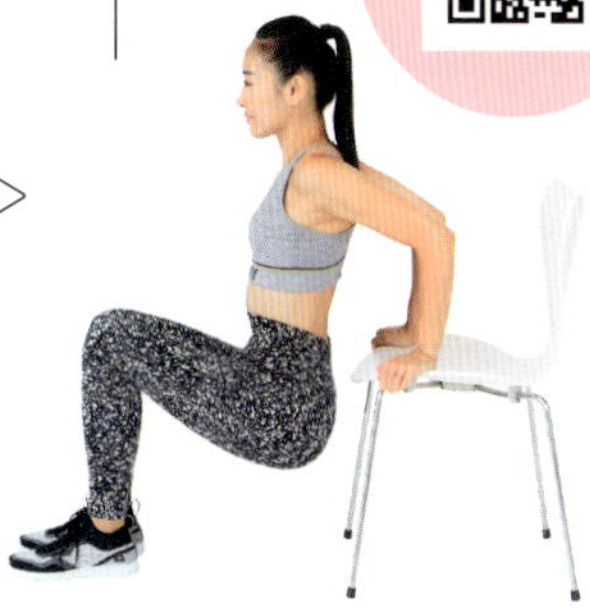

そのまま、お尻を真下に落とす。ももには力を入れず、腹で体を支える。上げるときは、お尻を締めながら、頭が天井に吸い上げられるイメージで行うと内臓も持ち上がる。

04

若さとは、すなわち「関節の可動域」

若さを保つために、体幹と同じくらい大切なのが「関節」です。「年をとると体が硬くなる」というのは、関節が動きづらくなるということ。

とくに女性は、40代くらいからホルモンバランスが変わり、関節はどんどん硬くなります。筋肉が固まり、関節が動くスペースが狭くなってしまうのです。ちなみに「体が柔らかい人」の代表といえばバレリーナですが、彼女たちの関節は、訓練によって骨と骨の隙間がとても広くなっているので可動域が広く、180度の開脚も楽々できるのです。

先ほどの肩甲骨もそうですが、体には大小さまざまの、265個もの関節があります。それらの関節が固まるのを防ぐには、動くべきところは、常に動かしておくこと。体中の関節を、なるべく意識して動かす機会を作りましょう。運動が苦手な人でも、ストレッチならできますよね。それだけでも、体はかなり違ってきます。

中でも、手や足には関節が集中しています。ところが、手先は日頃からよく動かす部位ですが、足先は動かしていない、という方は多いのではないでしょうか。

足は全体重を支え、移動しながらバランスをとるために、26個の細かい骨がパズルのピースのように組み合わさって、複雑な動きができるようになっています。それらの骨をつないでいるのが関節。足を動かさないと、その関節が詰まってきて動かなくなるので、バランスがとれず、疲れたり、転びやすくなってしまうのです。

とくに女性は、パンプスなど足をぎゅっと締めつける靴を履くことが多いので、なおさら詰まりやすくなっています。そこで、**1日の終わりには、足指の間に、手の指を入れて広げてあげたり、足指を1本1本動かしてあげましょう。**それだけで冷え性やむくみなど足の不快な症状が改善します。

一生健康でいるためにとても大事な部位なのに、一番ほったらかしにされているのが足。ちょっと意識を向けて、なるべく触ってあげるのがおすすめです。それくらいなら、テレビのＣＭの合間にやることはできるのではないでしょうか？

05

「そけい部の詰まり」は若さのバロメーター

フィットネスの分野では「美尻」ブームが続いています。日本人の多くは、歩き方や姿勢の取り方でお尻の筋肉をうまく使えていないので、年と共にお尻はたれてきがち。そこで美尻作りの代表的なエクササイズとしてスクワット、という発想になるわけですが、やってみて、単純な動作のようで意外と難しいと感じたことはありませんか？

スクワットも、間違ったやり方で行うと目的の効果を得られないばかりか、腰を傷めることもありますので、ぜひ正しいやり方を身につけましょう。

よく、足を曲げてお尻を下げたときに、膝がつま先より前に出ないように、と言われますが、これはそれほど気にする必要はありません。

それよりも**大事なことは、そけい部（脚のつけ根）をしっかりと折りたたむこと。**

そして胸は上げて、視線は正面に。すると坐骨が後ろにぐっと出て、体幹を使っている状態になります。その姿勢になって初めて、太ももの後ろと、お尻の筋肉に効いてくるのです。お尻を落とす高さは、「太ももの後ろとお尻の筋肉に効いているな」と思うところを、自分で上げ下げして探してみてください。

一方、間違ったスクワットは、そけい部がぴったりと折りたたまれず、横から見るとCの字のように丸い姿勢になっているスクワット。そけい部を折りたたむのは股関節の動きですが、歳をとると詰まってきて可動域が狭くなり、うまく折りたためなくなってきます。これだと、お尻にはまったく効かず、前ももだけで支えている状態ですし、腰にも負担がかかります。

そけい部が折りたためているかどうかを確認するには、そけい部に指を当て、お腹と太ももでしっかりとはさまれているかどうかを確かめてください。

朝晩の歯磨きをこの姿勢でやれば、自然と生活に取り入れられるのでおすすめです。指をしっかりお腹と太ももではさみ、視線が落ちないように鏡を見ながら、歯磨きをしている間、10秒キープ。毎日の習慣にしてしまうのがベストです。

歯磨きしながら、そけい部のつまり解消

HMd METHOD LET'S TRY!

習慣化が難しいトレーニングも、
必ず毎日行う「歯磨き」とセットにしてしまえば
スムーズに続けられるはずです。

training 01

そけい部折りたたみキープ

スクワットはシンプルなエクササイズですが、意外と正しくできている人は少ない。ポイントはお尻でも太ももでもなく、そけい部です！

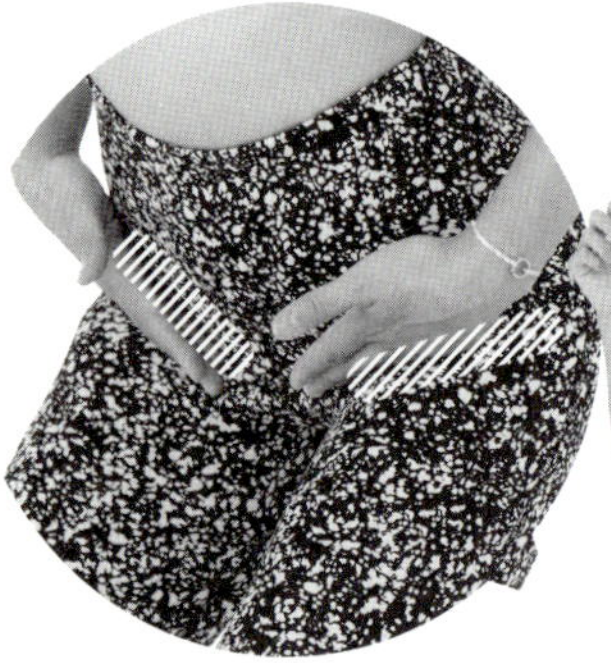

そけい部（足の付け根）がちゃんと折りたためているかをチェック。手の側面をそけい部に当て、お尻を突き出しながら腰を落としたときに、しっかりと指がはさまれていればOK。

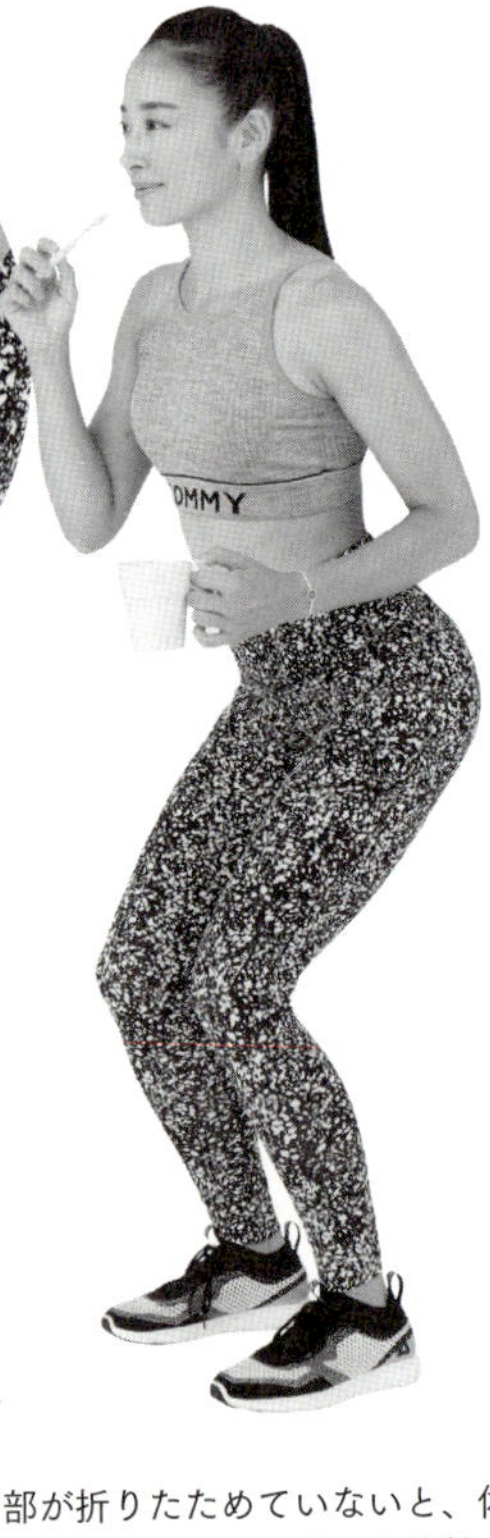

動画でcheck

そけい部が折りたためていないと、体がCの字のように丸くなり、お尻にも体幹にも効かない。正しい姿勢でお尻と太ももの後ろ側にしっかりと効かせながら10秒間キープ！

PART

[08]

究極の若返り思考

監修

HMd／ネイルステーション 代表
八藤浩志

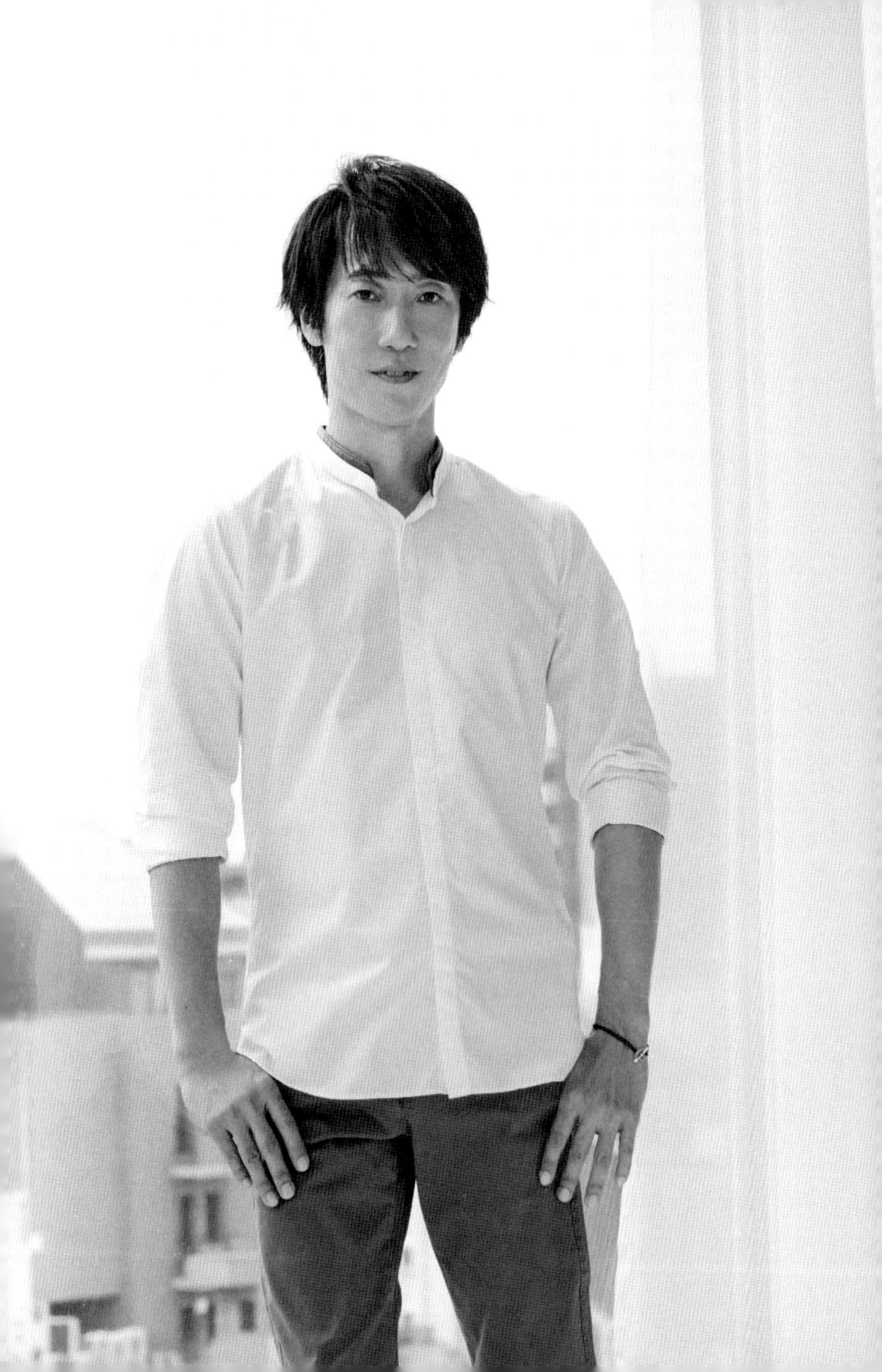

お金で手に入る若さは、はかないもの。身につけたいのは、脳から若返る「思考」です。

最後に勝つのは、思考にアプローチできた人です。
そのためには、まずひとつのルーティンを磨き上げて、意識を高める。
すると、生活全般に効果が波及し、若返りサイクルが回り始めます。

ＨＭｄ／ネイルステーション代表　八藤浩志

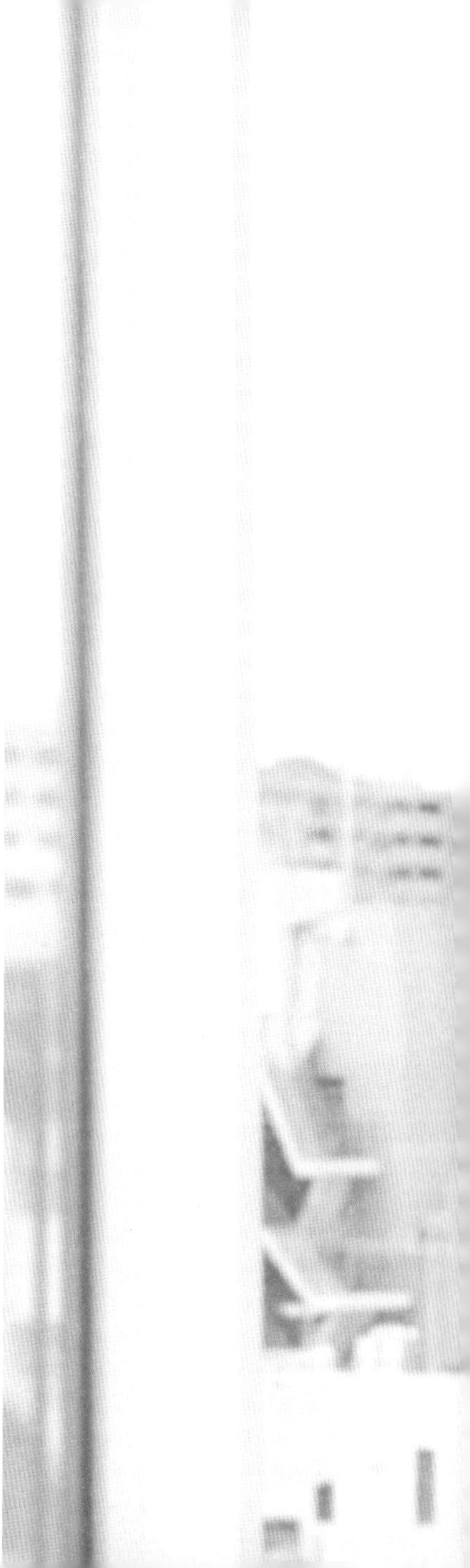

01

朝、コップ1杯の水を飲む行為に宿る、「マインドフルネス」

たとえば、毎朝必ず1杯の水を飲むという習慣。夜のうちに「吸収・修復」作業を終えた体に、老廃物排出のスイッチを入れてあげるためのとても大切な行為ですが、おざなりにガブガブと飲むのではなく、真剣に向き合ってほしいのです。

朝の儀式として、3分だけ、時間を取ってみる。できれば、テーブルにプレースマットを敷き、お気に入りのグラスを用意して、ていねいに水をそそぐ。そして、1杯の水が体を浄化してくれることをイメージしながら、風味や喉越しを味わい、自分の体の変化とも向き合う。**こうした一連の行為を毎朝集中して繰り返し行うことで初めて、「1杯の水を飲む」という行為の最大限の効果を得られるのです。**

実はこれこそが、最近よく言われる「マインドフルネス（瞑想）」ではないでしょうか。朝起きてすぐにメールをチェックしたり、あたふたと出かけたり……それは、周りのペースに流されているにすぎません。するると、流されるまま、気づいたときには歳を取ってしまう。

「水を飲む」という単純な行為でも、ずっと続けていると自信になり、どんどん行為自体の質が上がり、多くの気づきを得られるようになっていきます。お金をかけなくてもきれいでいられる人には、こうした日常的な習慣の裏付けがあるのだと思います。すばらしいことに、ひとつのことを高いレベルで行えるようになると、ほかのこともレベルが上がってきます。まずは、「1杯の水を飲む」ことから始め、自分に訪れる変化を、味わってみてください。

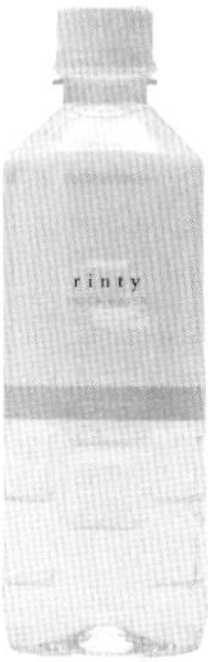

八藤が各地を巡り出会った水。美と健康に注目のミネラル「シリカ（ケイ素）」を含んだ大分県安心院の天然水。毎日の健康にベストなバランスでシリカを補える。
rinty/rinty WATER
¥390　http://rinty.jp/

02

1本800円で4800円の美容ドリンクの効果を出す方法

コンビニやドラッグストアでは実にさまざまな栄養ドリンクを売っていますよね。私も若い頃はよく飲んでいました。いろいろな種類があって、私は800円くらいのものを選んでいましたが、なかには4800円なんていうものもあります。

「これからまだ大事な会議がある」というときなどは当然高いものを飲んでガッと気合いを入れたいわけですが、相当稼いでいる人でなければ、なかなかそこまでは出せません。では、800円で4800円のものと同じ効果を出すにはどうしたらいいか、そこを考えるわけです（女性の皆さんは、美容ドリンクに置き換えてもらうとよいでしょう）。

コンビニで4800円のものをバッと買ってその場で一気に飲む。これはものすごくやる気スイッチが入ります。ただ、それは瞬間的なもの。実際にその後の仕事で必要な持続力や集中力には、意外と結びついていないのではないでしょうか。

では、せっかく飲んだ栄養ドリンクを、持続力や集中力に結びつけるにはどうしたらよいか。それは、少なくとも3分くらいかけて飲んで、体に効いてきているな、とか、これでがんばれるな、ということをじっくり味わわなくてはいけないのです。

これは先ほどの「朝、1杯の水を飲む」のと同じで、その行為をやったときの体の反応をしっかりと感じ取ることができるかどうか、ということ。ここが、800円の栄養ドリンクの効果を最大限得られるか、4800円をドブに捨てるかのポイントになります。

つまり、**頭で理解している「栄養ドリンクに入っているさまざまな成分は、疲れに効く」という知識を、実際に体感しなくてはいけないということです。人は、知識を持っているだけではダメで、それを体で感じたときに一番深く理解し、効果を得ることができます。**それがあるからこそ、多少めんどうくさいなと思うことでも、続けていけるのです。もしも、なんの効果も感じないのに「いいからやってください」と言われたら、つまらないですし、続かないですよね。知識だけでも足りないし、体感だけでも片手落ち。両方を結びつけることで初めて、本当の成果を得られるのです。

ですから、すべてのことにおいて**「集中」して、「体感」する**ということを心がけてほしい。

HMdでは発酵パウダーをプロデュースしているのですが、これができている人は、飲んだときの反応が違います。

普通の人は、「意外とおいしいですね」とか「これは体にどういいんですか?」と感想や質問をすることが多いのですが、ものごとをきちっと捉えられる状態になっている人は、飲んだ瞬間に「あ、これは体によさそうですね」とか「今までのと違いますね」という感想を言ってくれます。

さて、ここまで理解していただいたら、実際にこの状態になるまでのヒントをお教えしましょう。それは、ものごとを行うときの所作です。

ここで栄養ドリンクの話に戻りますが、買ったら立ったまま一気飲みするのではなく、**まずどこかに座り、箱を開け、ラベル裏面の原材料表示を含めてすべての説**

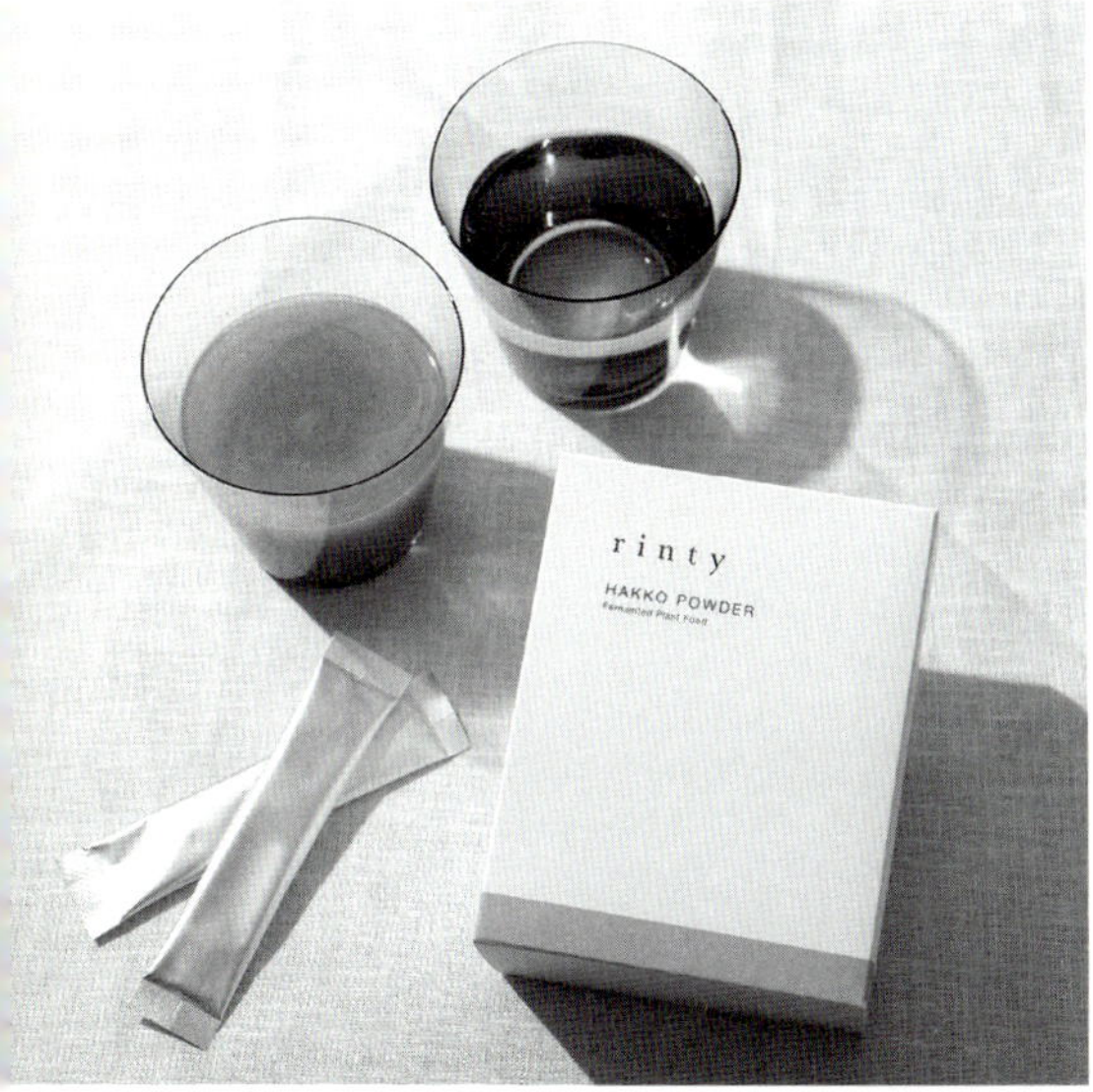

80種以上の植物の力を凝縮した発酵パウダー。老化の原因となる細胞内に発生した活性酸素を分解する酵素SOD食品。アンチエイジングを促すボディクレンズに効果的。
rinty/rinty HAKKO POWDER ¥16,000
http://rinty.jp/

明をしっかり読む。そしてこういった成分が入っているならきっと体にいいなと考えながらフタを開け、ひと口含む。そのときに味や、のどを通過するときに覚える刺激、少しずつ体があたたまってくる感覚を感じ取る。これらを一連の所作としてすべて意識しながら行うのです。

私たちは、情報や知識を得ることには熱心ですが、あまりにも無意識に行なっていることが多すぎるのではないでしょうか。体への気づきと、それを得るための所作への意識。それがあることで、栄養ドリンク1本の価値も変わってくるのです。

03

1ヶ月に一度、鏡の前で食事をしてみると気づくこと

「ながら勉強」に「ながら家事」。「～しながら楽に」という考え方が人気ですね。でも、大事なことまで「ながら」にしてしまっては、人生の質を落としかねません。

食事は、若々しく健康でいるために、もっとも大事なことのひとつ。スマホを見ながら、テレビを見ながら、はNGです。「今から、これをいただきます」という意識を持って食事に向き合う。そのためには、食器の下にマットを敷いたり、きちんと箸置きを用意したりといった演出も効果があります。

HMdでは、クライアントさんの食事内容のチェックのために写真に撮って送っていただいていますが、初めはいっしょにリモコンが写っていたり、配置もメニューも適当だった方が、だんだんと、食器が増えたり花が飾られたりと、テーブルセッティングにも気を遣われている様子が見えてきます。もちろん、食事の色どり

もよくなり、バランスも整ってきます。こうした、食事にきちんと向かう姿勢はカロリーや栄養などと同じくらい大事かもしれません。毎回毎回こうでないとダメというわけではないのです。私は何事も「5勝2敗で勝ち越し」という考えを持っているのですが、1週間のうち5日できれば十分。

ところで宝塚歌劇団出身のうちのコーチ曰《いわ》く、彼女たちは、楽屋に自分専用のドレッサーがあり、食事をするときは、各自そこで鏡に向かい合いながら食べていたそうです。決してお行儀のいいシチュエーションではないけれど、**鏡と向き合って食べていると、自然と、汚い食べ方はできなくなったとのこと。姿勢や箸の使い方、口にものを入れたときの表情、ナプキンで口を拭くときの意外な「すごい形相」など、自分を見つめるきっかけになったそうです。**

思えば、食事をしているときは、人はだいたい無防備。つい、「ただ食べているだけになりがちです。そこで、月に一度くらいこんな機会を持ってもいいかもしれません。食事の写真を撮ることもそうですが、客観的に振り返ることで、食事という重要なルーティンの質を上げていくことができます。

04

毎日のフェイスリンパマッサージ

私は大病をきっかけに、これまで約12年間、ありとあらゆる健康法や美容法に取り組んできました。その額はゆうに1億円を超えます。そうしてHMdメソッドとしてご紹介できるようになった今、思うのは、「すべての健康法や美容法は、血流やリンパに集約される」ということです。今流行りのファスティング（断食）もそう。免疫力が高まったり腸内環境が整ったりというその効果も、結果的には血流を上げることにつながっていきます。

血流とリンパ液は、体内に取り込んだ栄養を体全体に運んだり、不要な老廃物を回収して排出したりといった、生命活動の基盤となる営みを行なっています。それらが滞れば当然体に不調が起こり、老化につながります。反対に、**循環がうまくいっていれば、健康で若くいられます。体の若さは見た目の若さに直結します。常に、**

「血流やリンパ液を流す」ということを頭に置いておいていただきたいのです。

ところで、心臓というポンプを持つ血管と違い、リンパ液にはポンプがないので、どうやってリンパ管の中を流れていくのか不思議に思ったことはありませんか？

リンパ液は、筋肉の収縮などが起こったとき、リンパ管自体も伸び縮みして流れていきます。ですからできるだけ体を動かしたほうがいいのですが、現代の生活ではどうしても運動不足になりがち。そこで、マッサージでリンパ液を流しましょう。

私は、リンパマッサージの勉強をして、人にやってあげることができるようになったのですが、これが悲鳴が出るほど痛い！　人の体にはリンパ管が集合するリンパ節と言われる部分があり、これは非常に詰まりやすいのですが、痛いということは、ここが詰まっているということです。このマッサージ、機会があればぜひみなさんにも受けていただきたいのですが、ここでは、ご自分で手軽にできるフェイスリンパマッサージをご紹介しましょう。毎日の習慣にすることで、ほうれい線やたるみなどが改善します。不思議なもので、体は、手をかければ必ず応えてくれます。

では、次ページをご覧ください。

HMd METHOD
LET'S TRY!

八藤式リンパマッサージのやり方

たった3分でできるリンパマッサージは、ぜひ毎朝の習慣に。
漫然と手を動かすのではなく、
滞った老廃物が流れていくイメージをどうぞ、お忘れなく。

STEP.1

顔全体を流す

各ステップは、
それぞれ2〜3回ずつ
行います。

01

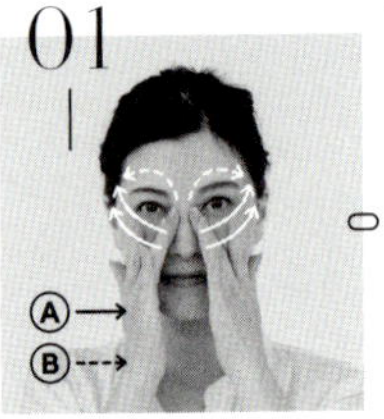

手をL字型にして、中央からこめかみに向かってリンパ液を流す。

02

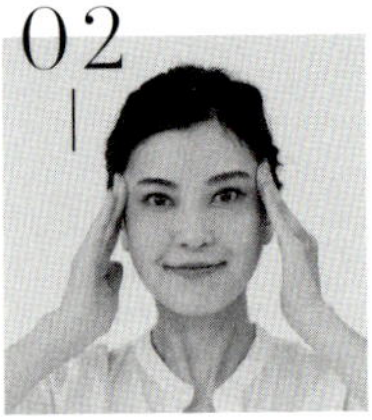

「鼻の横からこめかみ」「鼻骨から眉を通ってこめかみ」のルートで。

しっかりと
リンパ液を流していく
イメージで！

STEP.2

生え際〜頭頂部を流す

頭にもリンパ液は通っています。
頭はかなりこっているので、
強く刺激しましょう。

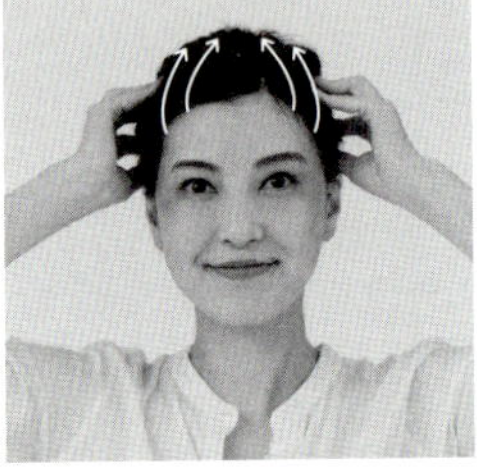

指を4本立てて、髪の生え際とこめかみから、頭頂部に向かってマッサージし、リンパ液を流していく。

動画でcheck

STEP.3

耳の横～首筋～鎖骨を流す

美しいフェイスライン作りに欠かせないマッサージ。
50歳をすぎても重力に負けない顔が作れます。

01

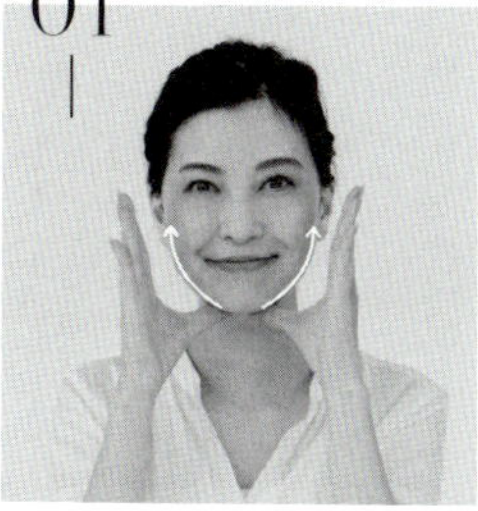

アゴから耳の下に向かって親指で刺激していきます。

02

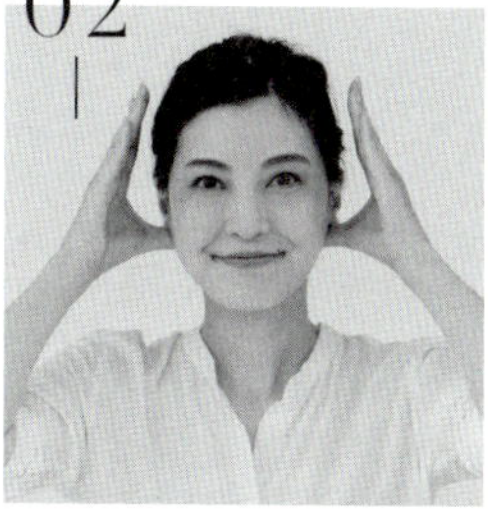

耳の下には「耳下腺リンパ節」という大きなリンパ節があるので、強く刺激しましょう。

03

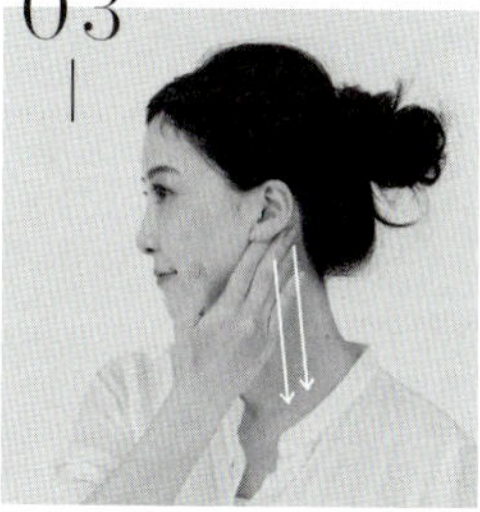

耳の下から、首筋を通って鎖骨に向かってリンパ液を流し下ろす。

04

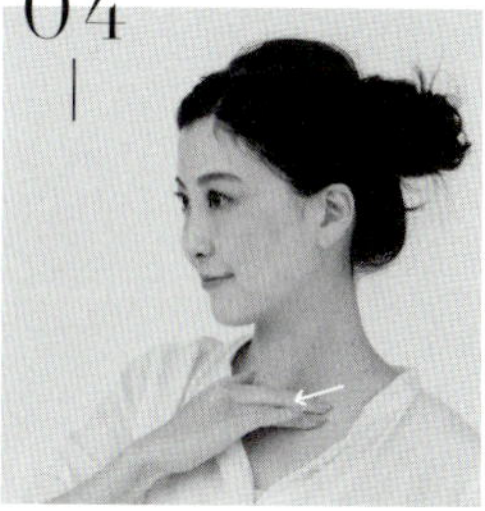

鎖骨には、リンパ腺が集まる「鎖骨リンパ節」があるので、強くプッシュ。

05

何度試しても「瞑想」がうまくできなかった人に伝えたいこと

悩み事や心配事、やらなくてはいけないこと。いろいろあるけれど、ちょっと立ち止まって「無」の状態を作り、自分を取り戻す。そしてまた物事に取り組むやる気を醸成《じょうせい》する。今やすっかり有名になった「マインドフルネス（瞑想）」とはごく簡単にいうとそういうことだと思います。

追い立てられるように過ごしていると、「自分」がどこかに行ってしまう。私も、トイレに入ったときに3分くらい、呼吸に集中し、瞑想します。ただ問題は、瞑想は自分の頭の中で行うことなので、できているのかどうかよくわからない、ということ。雑念を振り払って3分間呼吸だけに集中するのも意外と難しいものです。日本で瞑想が案外と定着しないのも、そんな曖昧な手法だからかもしれません。

ただ振り返ってみると、アメリカでマインドフルネスブームが起こるはるか前から、日本にはそれを行う文化がある。それが茶道です。茶道は、1回のサイクルが30分くらいで、その間の所作がすべて決まっています。それを、「次にあれをやって、これをやって……」などと考えずに行えるところまで磨き上げ、全神経を集中して、流れるように行う。そうすると、とてもいいお茶が点つのだそうです。これぞ究極のルーティン。これを、日常生活に取り入れればいいと思うのです。

何もお茶を点てる必要はありません。**たとえば、靴を揃える、ということでもいい。所作を決め、スムーズに、美しくできるように、少しの時間そのことだけに集中して取り組む。** どこに注意して行えばいいのか、もっとスピードアップするには、昨日よりもっと美しく行うには……日々、試行錯誤しながら行うことで、だんだんと完成度が高まってきます。「靴を揃える」というのは、日々のタスクの中で、必ずしもしなくてもいいことです。それをあえてていねいに行うことに、マインドフルネスが宿るのではないかと思うのです。女性なら、クリームの塗り方ひとつでもいい。どんなことであれ、何かを極めることは、人を前向きにし、向上させてくれる。いつまでもマインドを若く保つための秘訣ではないでしょうか。

06

睡眠は最初の1時間半の充実にすべてを賭ける

「睡眠負債」という考え方を紹介した『スタンフォード式 最高の睡眠』（サンマーク出版）という本が、昨年ベストセラーになりました。この本によると、良い睡眠の決め手となるのが、入眠後、最初の90分の眠り。これは「黄金の90分」といって、ここでの睡眠がその後全体の睡眠の質を決めるそうです。つまり、同じ7時間でも、最初の90分の睡眠の質しだいで、その効果が変わってしまうということですね。

よい眠りのため枕やふとん、照明といった「快眠グッズ」がたくさん売られていますが、安易にそれらに手を出すのは私はおすすめしません。なぜなら、たとえよい枕を買ったとしても、寝る直前までスマホをいじっていたら意味がないからです。大事なのは、寝ると決めたらスマホをいじらないことです。

そこで、**積極的によい睡眠を取りにいくために、寝る前の準備をセレモニーにし**

てしまいましょう。寝る30分前くらいになったら、パジャマに着替え、歯磨きをし、ストレッチなどを行う。スマホはもうどこかにしまって、一切見ない。照明を暗くしてアロマを炊いたりするのもいいでしょう。そして、ああ、明日はあれをやらなくちゃとか、今日あの人にあんなことを言われたなとか、心に浮かんでくる雑念は、この時間に全部考えてしまい、ベッドにはもう持ち込まない（考えていても状況は変わりませんから）。そうして、本当に「眠るだけ」の状態にしてベッドに入るのです。床に就いたら何も考えず、自分の呼吸だけに集中します。私はこれで、だいたい毎晩すとんと眠れています。**この一連の「就寝セレモニー」を日々繰り返すことで、体が眠りに入る感覚を覚え、頭や心をリードしてくれるようになります。**

ただ、いろいろ工夫してもどうしても眠れないという日もあると思います。私も、ベッドに入って30分眠れなかったら、あきらめて仕事をすることも。「食べ方」のところでもお話ししましたが、何事も「5勝2敗」でいいのではないかと私は思っています。厳密にやろうとしすぎてかえって続かなくなっては意味がありません。「いい睡眠をとろう」と意識する姿勢。それが一番大切なことなのですから。

07

質の高いルーティンをひとつ持つと、すべてのレベルが底上げされる

よく言われることですが、今、ビジネスの現場でも身近な生活においても、完全に「量より質」の時代に入ったと思います。情報や商品は大量にあふれている。「あ、これはよさそう」「あれも面白そう」とそれらにやたらに飛びついていては、大した成果は得られず、結局同じことの繰り返しに。もしかすると、この本自体もそんな数ある情報のひとつとして消費されてしまうのかもしれません。でも、せっかく今、時間もお金も使って本書にアプローチしてくださっているのですから、ひとつでも生活に取り入れ、「若返り」という成果を手にしてほしいと、切に願っています。

私の考え方はシンプルで、「食べ方」のところでもお話ししたように、1日を3つのサイクルに分け、食事、睡眠、運動、生活習慣などのルーティンをそれに沿った形で日々行なっていく。そうすれば、自然とよいリズムが生まれ、心と体がうま

く機能するようになっていきます。

気をつけていただきたいのは、「よい」とされているルーティンを、ただやっているだけでは意味がないということです。本当にそれが自分にワークしているのか検証しながら、よりよい形に磨き上げていく。まずはひとつのルーティンでいい。自分のために完成させる意識で日々淡々と取り組むこと。そう、茶道のように。

ひとつのことを自分のために磨き上げたという事実は、想像以上に「自分」を強くします。どんなに疲れていてもこれだけはやってこれたという自信になると同時に、物事の善し悪しを見極める判断力がつきます。それが明確なビジョンとなり、迷うことがなくなり、ほかのことでも確かな効果にリーチできるようになるのです。

結局、「よい」とされていることの奥にどんな考え方が隠されているか、その思考に、自分なりのシンプルな方法でアプローチできた人が勝つということ。そのときあなたは、見た目はもちろん、心や体の健康、そして仕事に、家庭にとすべてがうまく回っているはずです。

その日を楽しみに、まずはひとつのルーティンを極めていきましょう。

おわりに

30代で会員制ネイルサロン「ネイルステーション」（関東・関西で26店舗を展開）を始めてから約10年後のこと。40代に入り、上場をめざしてがむしゃらに働いていた私は、無理がたたったのでしょう、なんと結核を患い隔離病棟に入院。3カ月の療養を余儀なくされました。

寝る間も惜しんで取り組んできた仕事と引き離され、打ちのめされた気持ちで病院のベッドで天井を見上げながら痛烈に感じたのは、健康の大切さ。それと同時に、美容の世界で生きてきた身でありながらこのような結果に陥ってしまったことを、深く反省しました。

美と健康は背中合わせです。美容を手がけている以上、健康に裏打ちされた美というものを、もっと追求していかなくてはならないと思ったのです。

幸いにして結核は完治し、退院してからというもの、私は、自分自身を実験台として、あらゆる美容健康メソッドを実践。いつまでも若く、美しく、健康でいられる方法を、さまざまな角度から探求しました。そして、これまで歩んできた美容の世界で出会った方々や自身の実体験に基づいた、美意識と生活習慣の向上に着目した、誰でも確実に結果を出せる今までにないメソッドを構築。それをみなさんに発信していこう、と考えたのが、2015年にHMdサロンを開設したきっかけです。

永遠の命と美への欲求は、クレオパトラの時代から続く人類最大のテーマです。これからも、「自分自身が健康かつ、いつまでも若くあり続けること」そして「誰もが確実に結果を出せる方法を見つけ出すこと」の2つを目標に、チャレンジし続けていきたい。そのために今の自分に決して満足せず、溢れる情報から常に思考を磨き続け、「真の若さ」という最高のGIFTを皆さんに発信し続けていきたいと思っています。

ワニブックスの吉本さんはじめ制作スタッフの皆さま、そして最後までお読みくださった読者の皆さま、本当にありがとうございました。

2018年10月吉日　HMd代表　八藤浩志

CLOTHING LIST

p3、53_ピアス¥2,800／アネモネ（サンポークリエイト）リング¥82,000／シエナ ロゼ（シエナ ロゼ表参道ヒルズ本店）

p22～23_ドットグリーンワンピース¥38,000／ヴェルニカ（ヴェルニカ ルーム）ピアス¥2,200／アネモネ（サンポークリエイト）

p31_リング¥1,800／アネモネ（サンポークリエイト）

p33_ネックレス¥110,000／シエナ ロゼ（シエナ ロゼ表参道ヒルズ本店）リング¥1,800／アネモネ（サンポークリエイト）

p46_ボルドーワンショルダーボディースーツ¥20,000／ラインヴァンド（エムエイティティ）スカート¥14,500／キヌアブティック（バーンブリーズ）リング¥1,800／アネモネ（サンポークリエイト）

p35右、44_マスタードニット¥9,000／キヌアブティック（バーンブリーズ）マスタードスカート¥9,990／イェッカ ヴェッカ（イェッカ ヴェッカ 新宿）リング¥2,600／アネモネ（サンポークリエイト）パンプス¥21,000／ダニエラ＆ジェマ（カルネ）

p35左_ピアス¥1,800／アネモネ（サンポークリエイト）

p56_キャミソール¥3,200／LOVE BY GAP（Gapフラッグシップ原宿）

p103_ラクーンルーズVネックプルオーバー¥19,000／DEICY（DEICY ルミネ新宿店）

p127_ジャケット¥16,000／ホワイト ザ スーツカンパニー 新宿店 中のVネックニット¥9,800／ザ ヴァージニア／ザ ヴァージニア 有楽町マルイ店）パンプス¥21,000、グリーンバッグ¥5,800／ともにユニバーサルランゲージ（ユニバーサルランゲージ たまプラーザ テラス店）スカート／スタイリスト私物

p129_リブニット¥12,000／イネド ネックレス¥19,000／imac エナメルパンプス¥14,000／ダイアナ（ダイアナ 銀座本店）バッグ、スカート／スタイリスト私物

p131_ストライプシャツ¥6,900／クリア インプレッション バッグ¥29,500／アディナ ミューズ（アディナ ミューズ シブヤ）パンツ、バングル、イヤリング、靴／スタイリスト私物

SHOP LIST

アディナ ミューズ シブヤ
03-5458-8855

イェッカ ヴェッカ 新宿
03-3349-5648

イネド
0120-290-370

imac
03-3409-8271

エムエイティティ
INFO@THE-MATT.COM

オーピーアイジャパン
0120-559-330

カルネ
03-5413-3433

Gapフラッグシップ原宿
03-5786-9200

クリア インプレッション
0120-290-370

ザ ヴァージニア 有楽町マルイ店
03-6738-3730

SAMPAR ジャパン
0120-083-337

サンポークリエイト
082-243-4070

資生堂お客さま窓口
0120-81-4710

資生堂インターナショナル
お客さま窓口
0120-81-4710

シエナ ロゼ表参道ヒルズ本店
03-6447-1215

THREE
0120-898-003

セルヴォーク
03-3261-2892

ダイアナ 銀座本店
03-3573-4005

チョイス
0120-555-966

DEICY ルミネ新宿店
03-6457-7042

NAOS JAPAN
ビオデルマ事業部
0120-074-464

バーンブリーズ
03-5454-5690

ホワイト ザ・スーツカンパニー
新宿店
03-3354-2258

ユニバーサルランゲージ
たまプラーザ テラス店
045-905-1861

ワトゥサ・インターナショナル
カスタマーズサービス
03-5485-1665

STAFF

モデル	戸田さと美、岩根沙恵子、池畑薫
構成	小嶋優子
アートディレクション	松浦周作（mashroom design）
ブックデザイン	時川佳久（mashroom design）
スチール	若原瑞昌（D-CORD）
ムービー	ノンキビーム
ヘアメイク	イワタユイナ、塩野みのり
スタイリング	河野素子、テラクボカナメ
協力	二神弓子（ICB）
DTP	坂巻治子
校正	深澤晴彦
企画	Ties Brick inc.
プロデューサー	永末まゆ
編集	高木沙織
編集統括	吉本光里（ワニブックス）

ICBインターナショナル　https://www.icb-image.com/
glams Hair and Make Salon　http://glams.com/

あの人はどうして「若く見える」のか

著者　八藤浩志

2018年11月10日　初版発行

発行者　横内正昭
編集人　青柳有紀

発行所　株式会社ワニブックス
〒150-8482
東京都渋谷区恵比寿4-4-9　えびす大黒ビル
電話　03-5449-2711（代表）
03-5449-2716（編集部）
ワニブックスHP　http://www.wani.co.jp/
WANI BOOKOUT　http://www.wanibookout.com/
印刷所　株式会社美松堂
製本所　ナショナル製本

本書で紹介した方法を実行した場合の効果には個人差があります。
また、持病をお持ちの方、現在通院をされている方は、事前に主治医と相談の上、実行してください。

ISBN 978-4-8470-9733-1